BUZZ

© 2019 Buzz Editora

Publisher **Anderson Cavalcante**
Editora **Simone Paulino**
Projeto gráfico **estúdio grifo**
Assistentes de design **Lais Ikoma, Nathalia Navarro**
Preparação **Diego Franco Gonçalves**
Revisão **Juliana Costa Bitelli**

Dados Internacionais de Catalogação na Publicação (CIP) de acordo com o ISBD

Farreca, Elisabete
Vida sem câncer: diagnóstico não é sentença / Elisabete Farreca, Jorge Martins
São Paulo: Buzz Editora, 2019.
176 pp.

ISBN 978-85-93156-84-7

1. Saúde 2. Prevenção 3. Qualidade de vida 4. Câncer.
I. Martins, Jorge II. Título

CDU-613   CDD-610

Elaborado por Vagner Rodolfo da Silva CRB-8/9410

Índice para catálogo sistemático:
1. Saúde 610
2. Saúde 613

Todos os direitos reservados à:
Buzz Editora Ltda.
Av. Paulista, 726 – mezanino
CEP: 01310-10 São Paulo, SP

[55 11] 4171 2317
[55 11] 4171 2318
contato@buzzeditora.com.br
www.buzzeditora.com.br

Elisabete Farreca
Jorge Martins

vida sem câncer

diagnóstico não é sentença

As práticas deste livro podem ser úteis a qualquer um, mas nem os autores, nem a editora, querem apresentar aconselhamento médico, psicológico ou emocional específicos. Tampouco existe neste livro qualquer argumento que possa ser entendido como diagnóstico ou cura para qualquer tipo de problema médico, psicológico ou emocional. Cada um possui necessidades específicas e este livro não tem como levar em conta essas diferenças. Programas de tratamento, prevenção, cura ou saúde são atribuições exclusivas de médicos e terapeutas licenciados e qualificados.

Os métodos apresentados a seguir não curam o câncer, somente criam um quadro para que o organismo possa encontrar a cura.

10   Introdução

1

O CÂNCER EM NOSSAS VIDAS

16   A HISTÓRIA DE BALTAZAR
35   Aspectos relevantes no tratamento
44   A HISTÓRIA DE ADELINA
56   Aspectos relevantes no tratamento
64   A HISTÓRIA DE VIOLETA
79   Aspectos relevantes no tratamento
82   A HISTÓRIA DE MARIA
86   Aspectos relevantes no tratamento

2

O QUE APRENDEMOS COM O CONGRESSO *VIDA SEM CÂNCER*

92   O CÂNCER
95   Não desista de você
96   Como o câncer se desenvolve
99   Uma visão quântica sobre o câncer
101   O diagnóstico
105   Risco de recaída

108   **PREVENIR E POTENCIALIZAR A CURA DO CÂNCER EM QUATRO PASSOS**
109   1. Libertar-se de todo o tipo de toxinas
115   2. Alcalinizar o corpo
127   3. Prática de exercício físico e respiração
133   4. Potencializar a cura

166   **Conclusão**
170   **Posfácio**
173   **Bibliografia**

Aos nossos pais, por nos darem a vida e desafios para crescermos.

Aos nossos filhos, por nos mostrarem que a felicidade está nas coisas simples.

Introdução
Jorge Martins

"No fundo de cada homem residem esses poderes adormecidos; poderes que o assombrariam, que ele jamais sonhou possuir; forças que revolucionariam sua vida se despertadas e postas em ação"
Orison Swett Marden

[Brasil, 2015]

Eram duas horas da manhã.

Pelo menos era o horário que meu relógio biológico acusava. Olhei para as horas através do painel do carro e percebi que ainda eram dez horas da noite no Brasil. Só que eu raciocinava como se estivesse em Portugal, embora estivesse dirigindo em uma estrada que interligava o Rio de Janeiro a São José dos Campos, já que tinha chegado no dia anterior de Portugal.

Mesmo cansado por ter trabalhado o dia todo, pude contemplar, à minha direita, a Basílica de Nossa Senhora Aparecida iluminada, e insisti em dirigir, pois em menos de uma hora de viagem eu estaria em casa. Talvez essa tenha sido a minha última lembrança daquela noite fatídica quando um acidente de percurso me faria despertar para minha missão.

Assim que as pálpebras ficaram pesadas, fui traído pelo tempo que ficara acordado, subestimando a necessidade de descanso do meu corpo. Quando adormeci no volante, aconteceu o que muitos chamariam de milagre, pois fui bater o carro justamente num caminhão. Poderia ter tido o mesmo destino de meu pai, que morrera aos 49 anos num acidente de carro logo após dormir ao volante e colidir com um caminhão. Coincidência ou não, eu próprio tinha acabado de completar a mesma idade e estava revivendo o filme da morte de meu pai.

Para quem me viu logo após o acidente, quase sem arranhões, era como se um milagre tivesse acontecido. Naquela mesma noite, sonhei com o projeto *Vida sem câncer* e percebi que, se por algum motivo minha vida tinha sido poupada, eu precisava honrar o tempo que me restava e partir para uma missão que genuinamente iria mudar a maneira como as pessoas enxergavam o mundo e suas relações com a saúde.

Eu e minha esposa, Elisabete, já havíamos nos dedicado incansavelmente a pesquisas que tinham contribuído de maneira inestimável para a cura de alguns familiares e amigos, mas até aquele momento a cura tinha sido estabelecida apenas em âmbito restrito, onde pessoas diagnosticadas com câncer nos procuravam para que pudéssemos dividir aquilo que tínhamos aprendido.

Sabíamos que precisávamos expandir o conceito, criando um projeto que pudesse trazer alcance para o que dizíamos, mas lidávamos com dois grandes entraves. O primeiro deles era que nem eu, nem minha esposa éramos da área de saúde; havíamos nos dedicado aos estudos e, para provar nossas teorias, apenas os resultados contavam a nosso favor. Por outro lado, sabíamos que, embora esses resultados fossem tudo o que tínhamos, eles mostravam a eficácia do conceito.

O segundo – e talvez maior dos obstáculos – era o trabalho que eu exercia e que tomava grande parte do meu tempo. Por sorte, depois daquela noite, o conceito de tempo se modificou. Eu percebi que, se tinha sobrevivido, tinha tempo de sobra para me dedicar a algo que realmente faria diferença no mundo. Eu pensava no olhar de cada uma das pessoas que tinham recebido o diagnóstico da doença e pensava no quanto aquilo soava como uma sentença de morte para a maioria delas. Ficava imaginando como o estilo de vida que tínhamos incorporado poderia mudar aquela situação.

Então, de todas as providências que eu anotei no papel na manhã seguinte, algumas delas foram imediatas. Entre elas, estava escrito "escrever um livro". Portanto, nas páginas seguintes, eu garanto que traremos personagens reais que enfrentaram o câncer e venceram a mais cruel das batalhas: a batalha contra a morte que parece inevitável, mas que pode ser apenas mais um capítulo da vida. A batalha contra um sistema que aprisiona e nos limita a enxergar nossa capacidade de regenerar o próprio corpo. A batalha contra o senso comum, que embota nossa maneira de pensar, para que acreditemos que o câncer é uma sentença de morte.

Ter uma vida sem câncer pode ser mais simples do que parece, e embora o nome da doença assuste, eu garanto que você irá terminar este livro com a sensação de que a doença é consequência de maus hábitos que podem ser revertidos, consertados e eliminados de sua vida. O grande câncer da humanidade é a ignorância, que nos leva a acreditar que não somos capazes de eliminá-lo de nossas vidas.

Através das histórias que relatamos a seguir, você poderá colher elementos práticos de aplicação imediata que o farão sentir os resultados em si mesmo. Se compreendermos que, como diz o Dr. Otto Warburg, o câncer é consequência de uma alimentação e um estilo de vida antifisiológicos, então sabemos como atuar para reverter a doença, que é nada mais que um mecanismo de sobrevivência indicando que algo não está bem em nosso corpo.

O câncer se desenvolve em um ambiente ácido, tóxico, com déficit de oxigênio e vitamina D, sistema imunológico debilitado e se alimenta de glicose. Prevenir e potencializar a cura do câncer é algo que cada um de nós pode fazer por si mesmo corrigindo os desequilíbrios acima. O ser humano nasce alcalino e morre ácido, e a acidificação do corpo faz baixar o nível de oxigênio nas células e enfraquece o sistema imunológico.

Precisamos entender que a remoção dos sintomas através da cirurgia não cura a doença, e que podemos eliminar os sintomas com a ajuda de tratamentos adequados, mas se a causa do câncer não for eliminada, os sintomas voltarão a se desenvolver. Isso quer dizer que, em alguns casos, se a causa do câncer for mental, emocional ou espiritual, não é cuidando do corpo que se cura o câncer. É preciso ir à raiz do problema.

Este livro se divide em duas partes: na primeira, contaremos as histórias que enfrentamos em nossas famílias, bem como a história de nossa amiga Maria, e como fizemos para que o diagnóstico não se tornasse uma sentença, com o auxílio de diversas terapias integrativas que fomos conhecendo e testando na época. Temos muitos outros casos de histórias fantásticas; algumas delas poderão ser vistas no documentário *Vida sem câncer* ou nos testemunhos em **vidasemcancer.com**.

A segunda parte é sobre como prevenir e potencializar a cura do câncer em quatro passos. Nela colocamos todas as evidências e pesquisas que trouxemos após o congresso *Vida sem câncer*, no qual contamos com profissionais de inúmeras áreas que trouxeram conhecimentos específicos que puderam embasar nossas teorias e engrandecer nossa pesquisa e este livro.

Você terá acesso, a partir de agora, à nossa história de vida e ao modo como enfrentamos a doença com nossos familiares e amigos potencializando a cura, e também como fizemos descobertas posteriores que mudaram nossa maneira de encarar o conceito de saúde e de doença.

Para que entenda melhor o enquadramento, quero dizer que tanto eu quanto a minha esposa, Elisabete Farreca, somos portugueses, mas residentes no Brasil desde 2012, portanto você irá encontrar referências aos dois países.

O lema do *Vida sem câncer* é: não curamos doentes de câncer, mas ajudamos os doentes de câncer a potencializar a cura.

o câncer em nossas vidas

a história de baltazar

Elisabete Farreca

"A vida é como é.
Se não podes fazer nada
Respira, mantém-te vivo,
e continua a caminhar".
Nando Parrado

Sou a terceira filha de Violeta e Baltazar – dois personagens que nos ensinarão muito ao longo deste livro por terem vivido na pele o estigma do câncer e vencido a batalha contra a doença. Como aprendiz e filha, esse processo me possibilitou grandes descobertas. Todos que lidaram com a sentença, que parece irreversível, da notícia de um câncer de seus familiares sabem exatamente o que é ficar sem chão com a perspectiva da doença.

Meu pai foi a nossa primeira cobaia, se assim podemos dizer. Se hoje sei que para um doente com câncer é fundamental ter o apoio familiar, é porque reconheço o quanto os laços de família podem nos dar sustentação quando estamos prestes a cair.

Escrever este livro, para nós, é como deixar uma semente. É imprescindível que os doentes com câncer saibam, acima de tudo, semear a esperança e acreditar que são protagonistas de suas próprias histórias. Dessa forma, estarão aptos a reverter seus estados de doença, trazendo vitalidade ao corpo e à alma.

Para que você possa entender como cheguei até aqui e como nossa história se desenrolou através dos anos, que trouxeram ensinamentos poderosos, mesmo quando ainda não tínhamos qualquer contato com a doença, vou contar um pouco de nossa trajetória familiar.

Talvez pelo fato de ter tido uma infância de escassez, meu pai era o tipo de homem que pressionava a si mesmo para que não nos faltasse nada. Nascido numa família pobre, Seu Baltazar teve seu primeiro sapato aos dez anos porque a família só tinha dinheiro para o básico. Inteligente e esforçado, mesmo com pouco estudo, ele cresceu conquistando aquilo que queria.

Seu Baltazar fazia o que podia para colocar comida dentro de casa, onde Dona Violeta, minha mãe, se desdobrava em mil para criar os filhos.

Foi nesse cenário que nasci, onde tudo o que comíamos vinha de casa. Das hortaliças aos animais que cresciam nas proximidades. No que dizia respeito à alimentação, vivíamos uma vida privilegiada, desprovida de toxinas. Cresci num ambiente saudável e nem tinha a consciência do que era isso.

Naquela época, não tínhamos acesso a industrializados, guloseimas ou refrigerantes, embora minha mãe fosse uma cozinheira de mão cheia que preparava doces todos os finais de semana.

O primeiro episódio que nos colocou diante da iminência da morte estava bem distante daquilo que mais temíamos e não tinha qualquer relação com a ausência de saúde. Numa viagem de férias em família, em que todos os familiares iam de carro de Oliveira de Frades (Portugal) a Paris, tivemos um acidente que jamais iríamos esquecer: eu, meus pais, irmãos e futuro cunhado tivemos a experiência de ver a vida passar diante dos olhos numa fração de segundos e só nos demos conta de que estávamos vivos quando o carro parou de capotar e soltamos a respiração.

Daquele dia, além da lembrança, ficou um medo: ver meu pai sofrendo as consequências mais sérias do acidente: um dedo amputado, retirada do baço, costelas quebradas, um pulmão perfurado e dois dedos reconstruídos.

Enquanto eu olhava para meu pai, vivo, apesar das sérias escoriações pelo corpo, agradecia e fazia uma promessa que cumpriria nos quatro anos seguintes impreterivelmente: iria até o Santuário de Fátima, que ficava a 156 quilômetros de distância de nossa casa em Oliveira de Frades, a pé, agradecer aquele milagre.

Durante a caminhada, muitas coisas passavam pela minha cabeça e, hoje, fazendo uma análise criteriosa do aprendizado que tive durante aqueles dias, percebo que uma das capacidades que desenvolvi durante a caminhada foi a paciência.

Ser paciente, seja num estado de doença, ou durante a longa caminhada que é a vida, é como saber observar o que está ao seu entorno e não pode ser modificado, entendendo aquilo que pode modificar com a sua ação e o que é imutável.

Diante de um sofrimento físico intenso durante aquele longo caminhar, eu percebia como nosso corpo testava nossa mente e como poderia inverter aquele processo através da mente, já que todo aquele percurso era feito simplesmente por causa da fé. Eu andava através da fé e era amparada por ela.

Foi assim que aprendi que muitas vezes o corpo pede descanso, mas se temos a consciência de onde queremos chegar, nossa mente nos favorece para que cheguemos a esse destino. Esse aprendizado me seria útil num futuro próximo.

Hoje, quando olho para aquela jovem que fui, sei que muito da força que a sustentou naquela caminhada veio de minha mãe. Dona Violeta sempre foi um pilar forte na família e aguentava tudo, inclusive as controversas atitudes de meu pai, que ajudava crianças necessitadas e participava na fundação de locais para fazer solidariedade ao próximo, muitas vezes esquecendo-se de quem estava dentro de sua própria casa. Ao mesmo tempo que tinha seus rompantes enérgicos, e gritando com todos, era ele quem nos trazia a poesia, escrevendo lindos poemas quando estava inspirado. Não existia uma só pessoa que ficasse imune à presença de Seu Baltazar, figura que era amada por uns e odiada por outros, mas jamais causava indiferença.

Câncer era a palavra assustadora que ninguém ousava dizer em voz alta. E ela surgiu justamente em meio a um ano extraordinário. A empresa do Jorge tinha acabado de participar de um evento importante e era mundialmente reconhecida, planejávamos nosso casamento e – para fechar com chave de ouro – o Dinis, nosso primeiro filho, acabara de nascer.

Cada pormenor acerca do nosso casamento era pensado com os mínimos detalhes. Nada podia falhar, pois queríamos proporcionar uma experiência inesquecível aos nossos amigos, marcando a memória de todos para sempre. Por isso, havíamos escolhido e reservado um local com mais de um ano de antecedência. O enlace aconteceria no Hotel Casa da Ínsua, um edifício em estilo barroco, localizado a 25 quilômetros da cidade de Viseu, construído na segunda metade do século XVIII.

Era ali que iria se materializar o nosso sonho e onde aconteceria a tão esperada cerimônia. O local transpirava romance e tinha uma energia envolvente e apaixonante. No entanto, o lugar ainda não passava de um projeto.

Já sabíamos que queríamos realizar a cerimônia de casamento ali e Jorge estava disposto a fazer o possível para realizar aquele sonho. Por isso, foi conversar diretamente com o presidente da empresa responsável pelo projeto e disse que íamos nos casar daí a um ano. Determinado, o Jorge o desafiou para que a obra estivesse pronta até a data do nosso casamento, 5 de julho de 2008. E, dessa forma, nosso casamento inauguraria o hotel.

Estávamos vivendo a euforia da iminência do casamento depois de quatro anos de vida em comum, e o pedido havia sido uma surpresa, já que ele prometera, após seu divórcio, que nada o faria se casar novamente.

Lembro-me da minha reação de felicidade e comoção ao receber o pedido que consolidava a reciprocidade de nosso sentimento. Aceitara com a condição de que tivéssemos um filho antes e, assim, engravidei, nascendo o Dinis em novembro de 2007.

As mudanças não paravam por aí. Nossa nova casa estava em reformas para que pudéssemos mudar logo após o casamento, fazíamos inúmeras viagens pelo mundo a trabalho e Jorge vivia um grande momento profissional. Tudo corria a passos largos, a família estava exultante com o novo membro da família, o pequeno Dinis, e meu casamento os deixava ainda mais felizes. Era o cenário perfeito para celebrar e vivíamos dias em intensa alegria, até recebermos a notícia da doença de meu pai, em pleno mês de maio, aproximadamente um mês e meio antes do casamento.

Como dizem os mais velhos, notícias ruins sempre chegam depressa demais para que possamos nos desviar delas. Aquela não era apenas uma má notícia: era daquelas que traziam grande impacto para toda família. De repente, era como se batêssemos de frente com uma sentença de morte. O primeiro diagnóstico de câncer de um familiar a gente nunca esquece.

As pessoas se perguntam como aquilo foi acontecer e já imaginam que a morte é um desdobramento natural e faz parte do processo.

Naquela época, eu ainda não tinha ideia de que as principais causas da manifestação do câncer eram provenientes do acúmulo de toxinas – quando ingerimos coisas que nosso corpo não poderia ter ingerido. Muito menos que países campeões em uso de agrotóxicos no plantio de alimentos, como o Brasil, também eram campeões de transplantes de rins e de fígado – órgãos que ficam sobrecarregados quando ingerimos toxinas.

Eu também não fazia ideia de que o estresse e o estado de tensão eram aliados do câncer e nem que um câncer poderia estar relacionado com a exposição à poluição eletromagnética, como acontece nos dias de hoje com redes elétricas, redes de telecomunicações móveis etc. Não tinha ideia de que a prevenção poderia consistir em bons hábitos alimentares, exercícios, respiração, sono e qualidade de vida, e que o estado de esgotamento em que o ser humano vivia colaborava com o aparecimento das mais diversas doenças, inclusive o câncer.

Tudo tinha se desenrolado de maneira rápida desde o momento que Seu Baltazar notara uma saliência entre o ombro e o pescoço. Num dia ensolarado no início do mês de maio, depois de uma revalidação de competências que lhe tinha dado a equivalência ao nono ano, já que tinha estudado apenas até a quarta série primária, ele estava conversando sobre amenidades com seu irmão mais velho. Sentado em sua poltrona habitual, veio a surpresa: colocou a mão no ombro e sentiu uma protuberância do lado direito. Aquilo não parecia comum, muito menos agradável. A espinha ficou gelada e o medo tomou conta de todo seu corpo. Sem perder tempo, resolveu que no dia seguinte iria a um hospital verificar o que estava acontecendo em seu corpo.

Naquela noite, Seu Baltazar não dormiu. Ficou imaginando uma série de consequências desastrosas de uma doença grave e só queria a confirmação daquilo que pressentia. Era como se não houvesse nada que ele pudesse fazer. Como tinha um histórico de doenças muito complicadas, não perdeu tempo e dirigiu-se ao Hospital da Arrábida, no Porto, onde foi encaminhado para uma série de exames para confirmar sua suspeita.

Enquanto aguardavam os resultados, numa espera angustiante, ele e minha mãe pensavam no pior, nunca no melhor. Os pensamentos vinham de forma incontrolável e as consequências de um diagnóstico ruim pareciam trágicas. Era como se a morte estivesse à espreita, aguardando para ceifar sua vida: o câncer.

Até hoje não sei quem foi o primeiro a pronunciar a palavra proibida, nem sei como foi o momento em que meu pai recebeu aquele diagnóstico que confirmou sua pior suspeita. A questão é que assim que receberam a tal notícia, sentiram como se o chão tivesse sido tirado sob seus pés e como se estivessem em queda livre. Era como uma sentença que mudava suas vidas para sempre.

Se hoje temos o preparo e as condições psicológicas para entender que o diagnóstico não é uma sentença de morte, àquela época, sem qualquer estudo sobre o que aconteceria nos meses seguintes, vivíamos à espera de algo que não sabíamos o que era.

Quando viajava com Jorge, deixava nosso filho Dinis, ainda bebê, aos cuidados dos avós. Paparicado ao extremo, ele era uma espécie de acalento para a alma de meus pais. Sem perceber, já implantávamos ali o chip da esperança, que era a mensagem de que ele precisava para poder enxergar uma perspectiva de futuro.

Hoje sei o quanto a presença de Dinis naquela casa surtiu um efeito positivo na recuperação de meu pai. Era diante do meu filho que ele via a possibilidade do futuro do qual desejava ardentemente fazer parte. Era diante de Dinis que eles se enchiam de energia e modificavam a maneira de interagir com o mundo e com eles mesmos.

Diagnosticado com um Linfoma não Hodgkin, ele foi encaminhado para um hospital privado, onde lhe removeriam o tumor e o manteriam durante oito dias internado.

Depois disso, a apreensão seguiu angustiando toda a família, pois logo surgiu na axila uma saliência que representaria meses de mais sofrimento e agonia.

Foi assim que começou o drama familiar que colocou a vida de toda a família de pernas para o ar.

Mesmo sem ter ideia do que precisávamos para modificar aquele quadro, nos unimos, e a primeira providência foi buscar um hospital público recomendado pelo médico que o atendera no hospital privado e nesse período comecei a acompanhá-lo.

Ainda me lembro da expressão da médica oncologista com minhas primeiras perguntas. Eu queria saber o que era preciso e queria ser informada dos riscos do tratamento, já que não queria mal-entendidos e seria eu a responsável por transmitir a notícia aos meus irmãos. No entanto, a médica não parecia tão interessada em nos informar a respeito dos procedimentos necessários. Não era exatamente um descaso, mas eu notava que ela não nos passava todas as informações que deveríamos receber.

Aquilo me fez perceber como os médicos não estavam acostumados a ser questionados, e se eu ainda não estava habituada com aquilo, fui perceber, logo depois, que era uma característica de muitos profissionais.

Assim que notei que eles não queriam ser perturbados, comecei a ser mais incisiva nos questionamentos. Enquanto isso, meu pai entrava mudo e saía calado. Talvez ele tivesse tanto medo das respostas que economizava nas palavras. Era assim que ele começava a viver sua doença ao mesmo tempo que eu me munia de energia para estar ao seu lado.

Eu não estava atenta a isso, mas a médica jamais citou qualquer cuidado com a alimentação, tampouco dramatizou a doença do meu pai.

Da primeira consulta até a definição do protocolo de tratamento transcorreu um mês, e embora as consultas fossem regulares, não tínhamos definido o tratamento ao qual meu pai se sujeitaria.

Foi no núcleo familiar que começamos a agir como se estivéssemos diante de uma batalha ganha. Acreditávamos que aquela seria uma fase que ele iria enfrentar e que, no final, tudo ficaria bem.

A data do casamento estava próxima, mas naquele momento, meu pai era prioridade absoluta em minha vida. Ele sabia que precisava resistir, vivo, para ver o crescimento dos netos. Minha sobrinha Filipa já estava com treze anos e todos diziam que ele os veria na universidade. Eu também sabia que uma nova neta, que seria a razão de seu viver, ainda nasceria para alegrá-lo.

Ao mesmo tempo que ficava emotivo com a atenção que dávamos a ele, ele refletia acerca da maneira como tinha vivido os anos até aquele momento. Seu Baltazar vivia para agradar o outro, chorar as dores da família e, às vezes, acabava até mesmo sendo prejudicado por colocar os outros em primeiro lugar. Imagino que, assim que veio a doença, sua maior pergunta era "por que eu?". Sabemos que grande parte das pessoas que recebem tal diagnóstico se fazem tal questionamento.

Sabíamos, sobretudo, que o câncer não olhava idade, classe social, nem pedia licença. A doença democrática não lhe dava tempo para encontrar respostas. Se hoje percebo como a doença destrói famílias e interrompe sonhos, entendo que devemos aceitá-la para poder combatê-la, sem ignorá-la.

A pergunta que deve ser feita ao encarar o diagnóstico é "por que não eu?", ao invés de "por que eu?".

Sem perceber, começávamos a criar um polo de positividade que traria efeitos altamente benéficos para a recuperação de meu pai, que oscilava entre acreditar em nossa fé constante e momentos de grande sofrimento nos quais temia perder o cabelo e a voz em virtude dos tratamentos.

Não havia dúvidas de que ele seria tratado com quimioterapia, e essa era sua maior preocupação, já que ele começava a ficar deprimido com as possibilidades que o tratamento trazia. Uma das coisas que aprendi foi que a cura estava dentro de todos nós, e se não acreditássemos que seria possível, nada aconteceria a nosso favor.

Se não podíamos evitar a quimioterapia, a única coisa que nos restava era esperar. Como eu e Jorge estávamos de casamento marcado para o dia 5 de julho, acabei tendo um bom motivo para que adiássemos o início da quimioterapia, e a médica acatou nossa decisão.

Sem qualquer cuidado com a alimentação ou a suplementação, eu ficava imaginando maneiras de ajudar meu pai na cura, e a primeira decisão foi a de chamar uma pessoa que pudesse aplicar Reiki nele. Já tinha visto o efeito poderoso do Reiki e sabia que funcionava.

Tratamentos de Reiki são verdadeiras imersões em energia curativa, e ele é indicado para doenças físicas e mal-estar emocional. A simples imposição das mãos é responsável por um efeito benéfico sobre o paciente, que pode receber os benefícios até mesmo à distância.

A terapeuta ficava a uma hora e meia da nossa cidade, portanto, com o consentimento do meu pai, íamos até lá, onde ela aplicava em todo o seu corpo. O resultado era imediato: ele se sentia mais calmo e aquilo por si só era uma vitória. Quando ela se aproximava e fazia a pergunta sobre o que ele queria, ele logo dizia: eu quero a cura.

Sabendo que ele estava empenhado no processo de cura, decidi investir em livros que pudessem fortalecer sua mente – acreditar que o tratamento seria eficaz já era grande parte do processo. Eu sabia intuitivamente o que iria aprender em seguida: que muitos tratavam o corpo humano como uma máquina e ignoravam o condutor, sem se darem conta de que a máquina estava ao serviço da alma e que tudo precisa ser curado, principalmente, em nossa consciência.

Eu ainda não fazia ideia de que muitas doenças poderiam ser vencidas com a simples troca de padrões mentais, mas vim a saber disso quando li o relato de Louise Hay, uma escritora americana que tinha um passado que incluía um estupro aos cinco anos de idade e uma infância de maus tratos.

Dona da frase "cure sua vida", ela tinha dedicado sua vida toda como instrutora de cura mental e teve a oportunidade de praticar e provar a verdade de seus ensinamentos quando soube que estava com câncer na vagina. De início, entrou em desespero absoluto, mas logo depois ficou convicta de que o processo de cura mental funcionava e se conscientizou de que o câncer poderia ter sido provocado por um profundo ressentimento, guardado por um longo tempo, até começar a "comer" seu corpo.

Foi dessa maneira que Louise Hay percebeu que, se ela se submetesse a uma operação para se livrar da doença, sem eliminar o padrão mental que a estava causando, o câncer voltaria.

Só cheguei a ler esse relato muito tempo depois, mas era exatamente desta forma que intuitivamente comecei a trabalhar com meu pai: atacando os pensamentos negativos que brotavam de sua mente e eram fortalecidos quando a palavra câncer vinha seguida da palavra "incurável" e trazia uma conotação assustadora.

Nesse período, o primeiro livro que caiu em minhas mãos foi *O segredo*, de Rhonda Byrne, que eu já tinha lido, mas não tinha utilizado dessa forma, muito menos com a intenção de curar qualquer doença. De acordo com o livro, o segredo que rege nossas vidas é a Lei da Atração, que se difundiu após o sucesso do livro. Portanto, quando emitimos um pensamento qualquer, atraímos outro similar ao que está sendo formulado em nossa mente.

O pensamento tem uma frequência. Quando você pensa, os pensamentos são emitidos e atraem todas as coisas que estão na mesma sintonia, como se fôssemos uma torre de transmissão humana que emite ondas de pensamentos.

Portanto, para mudar alguma coisa em nossa vida, a fórmula é reformular aquilo que pensamos. Na prática, não adianta nem o melhor tratamento do mundo, se o paciente não visualizar a si mesmo curado. Um paciente pode sabotar o próprio tratamento ou curar a si mesmo, colaborando com o pensamento ou minando a própria saúde, enfraquecendo o sistema imunológico e dificultando a cura.

Quando pensamos, construímos a nossa vida futura e aquilo que mais pensamos se concretiza em nossas vidas. De fato, materializamos aquilo que pensamos.

Quem duvida dessa lei, deveria saber que ela é como a lei da gravidade – uma lei da natureza validada pela Física Quântica. Por isso, quando você se sente mal, fica numa frequência que o torna suscetível a atrair coisas ruins. Quando se sente bem, você se torna mais forte e mais apto para atrair as coisas boas que estiverem no mesmo padrão de energia.

Por isso, quando meu pai dizia, em alto e bom som "eu quero a cura", todas as células de seu corpo precisavam estar vibrando na mesma energia.

Depois, tomamos conhecimento de que o biólogo e professor Bruce Lipton começou um processo de estudo e pesquisa em 1985 e notou que a vida de uma célula é influenciada pelo ambiente onde ela vive e pelos padrões energéticos em que ela se encontra, e não apenas pelos genes, como até aquele momento se acreditava.

Como temos trilhões de células, também podemos ser controlados. Dessa forma, como em cada célula, nosso destino na vida é determinado não apenas por genes, mas pela capacidade de dar respostas aos sinais do meio ambiente que controlam e impulsionam todos os tipos de vida. Ou seja: a energia do ambiente e do nosso entorno faz toda a diferença em qualquer processo de cura.

Com essa descoberta, o olhar da medicina complementar e da espiritualidade se tornaram imprescindíveis para mudar nossa estrutura e nossa vida. Observar todos os aspectos, e não apenas o corpo físico, nos fez entender que existem muito mais aspectos a serem observados quando estamos em um estado de doença.

Na prática, quando mudamos nossas crenças e nos tiramos do papel de vítimas, nos colocando no papel de cocriadores, modificamos nossa realidade e nossa saúde. Além disso, comecei a ler estudos que afirmavam que os pacientes com fortes crenças espirituais reagiam melhor ao tratamento e tinham menos sequelas.

Eu sabia, acima de tudo, que a fé e a força espiritual eram capazes de ajudar no tratamento. E mesmo os mais céticos poderiam comprovar esse fato vendo os resultados de pacientes submetidos às pesquisas.

Ainda não tínhamos todo o arsenal de informações que reuniríamos depois, no entanto, já suspeitávamos de que era necessário aprender a utilizar os recursos do corpo e a viver uma vida mais rica. De fato, aproveitar a pausa que a doença trazia era uma oportunidade sagrada para que meu pai pudesse transformar sua vida.

Eu percebia que, quando surgia a doença, tínhamos que tomar uma decisão: tínhamos o livre arbítrio e poderíamos escolher lutar ou não lutar. Poderíamos simplesmente parar na fase das lamentações, perguntando os porquês de aquilo ter acontecido em nossas vidas.

Aquele era um momento decisivo: eu precisava alertar meu pai para que ele cuidasse de seus sentimentos. Sabia que era um grande desafio ser confiante e corajoso, mas a positividade seria determinante para que ele conseguisse enfrentar o tratamento.

Era determinante que o paciente cultivasse fé e esperança, principalmente porque nada abala mais o ser humano do que um diagnóstico como o do câncer. A força do pensamento positivo, que ele aprendia com *O segredo*, fazia com que ele fortalecesse a mente e nutrisse suas visões de esperança, criando cenários em que enxergasse a si mesmo estando curado.

Conforme ia estudando e assimilando o conceito de *O segredo*, eu ia buscar novas fontes de inspiração. Dentre elas, encontrei *A profecia celestina*.

O livro conta a série de sincronicidades que aconteciam quando a pessoa tomava consciência do que queria e como ela atraia uma série de acontecimentos que faziam com que ela encontrasse exatamente aquilo que estava buscando. Sem saber, eu estava vivendo cada vez mais a própria profecia, já que, nos meses seguintes, a cada dia uma nova informação a respeito da cura do câncer chegava até mim.

Era com a fé na vida que Seu Baltazar começava a reagir, entendendo que a maneira como enxergava a si mesmo e ao tratamento, faria toda a diferença.

Além de aplacar a angústia e a ansiedade, aquilo trazia uma esperança a seu olhar. Aprender, ao longo do tratamento a olhar para si mesmo e curar as próprias feridas psicológicas que alimentam os mecanismos biológicos que agem sobre o câncer, é de vital importância.

Também comecei a ter acesso à prática da meditação e visualização nos tratamentos como potente método de apoio. Hoje, sabe-se que a meditação é um dos melhores métodos de prevenção contra estresses sofridos no dia a dia, que nos levam a vários problemas de saúde. A técnica é indicada para todos os tipos de doenças e tem um efeito benéfico, principalmente no campo emocional do paciente.

É sabido que muitas pessoas começam a desfrutar a vida após uma doença grave ou quando se confrontam com a morte. Quando isso acontece, experimentam um renascimento espiritual e físico tão forte e poderoso que chegam a combater e até mesmo a curar a doença em alguns casos.

Por isso, ao estudar a fundo a inteligência espiritual, cheguei ao livro *Conversando com Deus*, que deixa claro que somos responsáveis por nossas escolhas e que o universo conspira a nosso favor, quando estamos decididos a ter algo.

Quando leu *Conversando com Deus*, Seu Baltazar percebeu que o autoconhecimento ajudava o ser humano a ter autoconfiança e que confiar em si mesmo era um ato de fé. Quando o fazemos, percebemos como todas as respostas que buscamos fora estão na verdade dentro de nós.

Dessa forma, é vital que um paciente reaja à doença com amor, seja o amor próprio ou o amor pela vida, já que o amor minimiza o poder dos pensamentos negativos.

O último (e não menos importante) livro que lemos nessa época foi *O poder do agora* cujo maior *insight* era que a dor não faz parte de nossa verdade interior. O livro ensinou o Seu Baltazar que a dor era proveniente do contraste com o externo e, por isso, não precisava ser real. Uma das frases marcantes que lemos juntos nesse período foi: "O sofrimento que você pode sentir agora é um sintoma da não aceitação da sua verdade".

Foi com este livro que entendemos que toda situação limite – fosse uma separação, uma doença ou uma tragédia – ocorria porque tudo requer uma entrega. Mudar a maneira como encaramos as situações torna-se vital nesse processo. Por isso, toda situação traz oportunidades para a mudança e para a iluminação, e a resistência em não aceitar um diagnóstico pode tornar as coisas ainda piores.

Transformar o sofrimento em paz não era uma tarefa das mais fáceis, já que tínhamos que passar por cima de pensamentos, crenças, emoções e sentimentos. Consciência das emoções gera aprendizado.

"Aceite sua realidade e observe como reage a tudo", afirmava o livro. "Quando você se entrega ao sofrimento e aceita que ele existe, ele se transforma em paz."

Mas a maior e mais poderosa arma contra o câncer tinha nome e menos de um metro: o neto Dinis.

Quando deixava meu filho com meus pais, tinha uma única certeza: o amor implacável que meu pai dedicava ao meu filho o fazia ter forças para lutar contra qualquer doença. Era como se a chama dentro dos olhos do Dinis reacendesse a esperança em meu pai, que queria ardentemente ver o neto crescer.

O médico oncologista prescreveu quatro quimioterapias com intervalos de 21 dias, seguidas de 31 dias de radioterapia.

Evidentemente, não eram todos os dias que ele conseguia estar em sua melhor forma. Para isso, observávamos e aplicávamos Reiki sempre que percebíamos uma agitação incomum e sempre que ele pedia. A mente, traiçoeira, tem suas maneiras de depositar o medo na gente, e o Reiki, além de reduzir a dor física, trazia paz de espírito, o que ele mais precisava.

Conforme os dias iam passando, era notável que, mesmo sabendo que meu pai tinha vivido a vida toda com um olhar pessimista, ele começava, naquele momento, a acreditar e a demonstrar traços de quem poderia superar a doença.

Durante o período entre o diagnóstico e o casamento, pedi ao meu pai que escrevesse um poema dedicado a mim e ao Jorge, para que pudesse ser lido durante a cerimônia por uma amiga.

No entanto, ele disse que não teria disponibilidade mental ou forças para isso.

Os dias foram passando e, para minha surpresa, enquanto buscávamos textos de amor, meu pai surgiu com palavras em forma de cura para todas as dores da alma. Um poema que ele fizera nascer com seu espírito cheio de esperança, mesmo com o corpo debilitado:

> **Um recado**
> Os filhos dos verdadeiros homens são verdadeiros filhos
> Procurem amar, não odeiem
> Procurem servir com entusiasmo
> Procurem curar, não ferir
> Que a recompensa do sofrimento seja a luz e o amor
> Que a alma domine o exterior
> Que a visão se reflita para o interior
> Que o futuro seja de muita paz e amor
> Que o vosso amor prevaleça eternamente
> Amem-se para poderem amar o próximo
> Que a vossa vida seja como o luar que reflete na escuridão
> Que a humildade seja o único símbolo do vosso sucesso
> Este é um sentimento profundo
> E um recado que perpetue no tempo
> Sejam felizes, muito felizes.
> *Pai, sempre Pai*

De todas as minhas certezas, a maior delas era que ele não iria nos deixar. Principalmente após aquele poema.

Quando chegou o dia do casamento, o dia parecia ter sido feito sob medida: um sol que brilhava sem arder, convidados com brilho nos olhos e uma festividade de aromas de flores coloridas, que pareciam ainda mais vivas ao som da música de fundo.

Sabíamos que a batalha, de fato, começaria na semana seguinte, porém não estávamos lá para partilhar angústias, mas sim alguma dose de sofrimento que potencialmente nos levaria à cura. O sofrimento de um doente de câncer dilacera o interior de qualquer pessoa. Não é só o cabelo que cai. São enjoos intermináveis e uma identidade que se altera fazendo com que a pessoa não reconheça a si própria no espelho.

Assim que retornamos, vinte dias após a partida, a felicidade de Dinis, com seus nove meses, contrastava com a debilidade de meu pai.

Embora eu ficasse chocada com o olhar daqueles que aguardavam os tratamentos, sentindo o medo e tristeza no olhar de cada um, vendo a angústia que crescia no peito das pessoas, mesmo sem que elas a expressassem com palavras, tentava me manter forte, embora fosse uma tarefa difícil, principalmente ao passar pelo setor da oncologia pediátrica e ver pequenas crianças fragilizadas enfrentando tamanho sofrimento no colo de suas mães. Era uma cena absolutamente devastadora.

Assim que nos chamavam, entrávamos por uma sala onde víamos pessoas de todos os cantos do país. À medida que enfrentava a batalha, ele percebia que o monstro não era tão assustador como tinha sido pintado em sua mente.

Quando eu estava ao lado dele, nos dias em que ele receberia a temida quimioterapia, à medida que via aquele líquido vermelho saindo da torneirinha, pedia que os benefícios da quimioterapia fossem ampliados e que os efeitos colaterais fossem minimizados. Ver o próprio pai contorcendo-se no tratamento não era tarefa fácil, mas eu tentava me manter forte.

Os efeitos secundários acentuaram-se com o segundo tratamento: queda de cabelo, perda de voz, perda de peso e de energia. Quando da data prevista para o terceiro tratamento, o sistema imunológico estava tão enfraquecido que não foi possível realizá-lo, a essa altura parecia que tudo estava perdido, era o penúltimo tratamento e tinha sido adiado por mais 21 dias. Era como se houvesse uma força a não nos querer deixar avançar, a colocar ainda mais pedras no nosso caminho, mas aqui reforçamos as sessões de Reiki quer presenciais, quer à distância, e chegada a data do terceiro tratamento, em setembro, conseguimos, e ganhamos novo fôlego para enfrentar o último em outubro.

Chegado o mês de novembro, a família respirou de alívio por meu pai ter conseguido sobreviver à agressividade da quimioterapia. Deu-se então início à radioterapia, durante 31 dias seguidos.

Nessa fase, o meu pai ia ou de ambulância com um amigo que também estava em tratamento, ou mesmo sozinho, pois já se sentia com forças para dirigir até o Porto e regressar sem qualquer dificuldade.

Terminados os tratamentos, veio o período da vigilância: de três em três meses, tinha que se deslocar até o Porto para fazer análises, exames e ser visto pelos médicos de diferentes especialidades.

Foram sete longos meses até que brindássemos a cura no final do ano, e eu percebo hoje como foi vital naquele processo a visualização da cura, o futuro que ele ainda queria viver e o quanto queria ver os netos crescerem. Ele sabia que, apesar de tudo, existia um futuro bom pela frente e estava conseguindo visualizar esse novo horizonte.

Os meses iam talhando meu pai para que encarasse a forma como tinha vivido durante toda sua vida, e nossa família também tinha outro grande aprendizado: num diagnóstico de câncer é fundamental que, para que a cura da pessoa aconteça, a família toda seja envolvida no processo.

Não é só o paciente que deve estar envolvido com a cura: a família e os filhos também devem se engajar como um time que entra em campo para ganhar um campeonato.

Isso é fundamental para a cura – e não o abandono. Não adianta delegar o tratamento para o hospital e para os médicos e apenas visitar o paciente, com medo de que ele seja uma bomba-relógio.

No tratamento de meu pai, sempre tive a preocupação de que todos se envolvessem no processo. Vejo com clareza o quanto isso é efetivo nos casos que acompanhei.

As visualizações de cura eram tão importantes quanto qualquer procedimento, já que, para ele, visualizar o futuro que ele ainda queria viver se fazia cada vez mais necessário.

Quando a batalha contra o câncer do meu pai acabou, ainda estávamos engatinhando na questão dos hábitos alimentares e de como poderíamos modificar um quadro de doença com medidas efetivas, mas eu já lia todos os livros que encontrava sobre o assunto, na tentativa desesperada de me atualizar.

Algo dizia no meu íntimo que eu precisava estudar, e mesmo que hoje eu saiba muito mais do que sabia naquela época, sei que amanhã terei novas fontes de informação – e quando este livro for publicado, certamente teremos feito novas descobertas.

Não somos os salvadores dos doentes com câncer, mas se cada um se conscientizasse sobre temas abordados neste livro, cada um poderia possibilitar sua própria cura.

Sei que todos têm seu caminho e que minha missão é simplesmente partilhar o que sei. Existem substituições alimentares que não custam dinheiro: todo mundo sabe que é mais barato comprar legumes do que refrigerante ou carne vermelha.

Meu discurso é: não deixe os médicos. O que sugerimos não é uma alternativa, é uma terapia complementar ou integrativa. Quando damos oportunidade para o corpo reagir, dando a ele ferramentas para que ele possa combater a doença, ele faz o seu trabalho. Temos que fazer de tudo pelo nosso organismo, que tolera anos de maus tratos.

Acreditamos que, em posse do conhecimento do que pode nos salvar, devemos tentar.

Enquanto espero que a consciência alimentar chegue até as pessoas, vou plantando sementes como posso. A primeira delas foi o projeto que coloquei em prática ao lado de minha amiga Joana, que é nutricionista, chamado *Saúde na cozinha* – **saudenacozinha.org**. Lá, falamos sobre a alimentação como prevenção e tratamento de doenças.

Ao mesmo tempo, sou vigilante com a alimentação dos meus filhos e fico extremamente chocada quando vejo cardápios infantis ou menus escolares elaborados por nutricionistas e não trazem sequer peixe.

As indústrias de alimentos e remédios são criadoras de produtos que consumimos sem questionar. Outro dia, vimos que uma empresa havia criado um alimento e pensamos imediatamente:

"isso não é um alimento, é um produto comestível". O pior é que, na maioria das vezes, nem os fungos se dão ao trabalho de comer as tais porcarias que são deliberadamente jogadas nos supermercados e vão direto para a barriga das crianças.

O Dr. Leonard Coldwell, que advoga pela cura do câncer de maneira natural, acredita que há uma saída para todo mundo que está disposto a fazer o que for preciso para obter saúde e se manter saudável.

Ele fala, sobretudo, de esperança. Muitas pessoas morrem por falta de esperança e basta você ter esperança para fazer algo por sua saúde. Por isso, ele ensina que os pacientes assumam a responsabilidade e o controle de suas vidas.

Ninguém pode fazer isso por nós. Devemos ter cada vez mais consciência de que colhemos o resultado de nossas ações conscientes e inconscientes. Segundo o Dr. Coldwell, a única maneira de ficar doente é perdendo energia. Ele conclui que todos nós possuímos a chave da doença e da saúde em nossas mãos. Por isso, ele alega que quem cura a si mesmo é o próprio paciente.

Neste livro, abordaremos as práticas para uma alimentação saudável, para eliminar as toxinas do cardápio e para entender o que faz com que o câncer se instale no organismo, reduzindo as possibilidades de que ele surja em sua vida.

O Dr. Amit Goswami, em seu livro *O Médico quântico*, afirma que podemos ter uma doença como os primeiros estágios de um câncer, mas não nos sentirmos enfermos. Ao mesmo tempo, podemos sentir que estamos enfermos, mas não constatar a presença de doença física. Por isso a necessidade da medicina integrada que tenha condições de atender todas as dimensões de modo simultâneo.

Entre os médicos mais bem informados e outros profissionais da saúde, há uma crescente tendência em aceitar a teoria de que todas as doenças começam quando o indivíduo está em estado de esgotamento. Ao mesmo tempo, os médicos atualizados sabem que a mente é eficaz na cura de qualquer doença. Qualquer meio de pôr em ação a química mental com o objetivo de reajustar as células faz com que a máquina humana opere de maneira eficaz.

Mesmo sem essas informações, quando lidamos com o caso de doença de meu pai, tudo que fizemos, mesmo que de maneira intuitiva, ajudou na cura. O Reiki, as mensagens positivas através dos livros e o apoio familiar foram ingredientes essenciais para que honrássemos a raiz do nome de meu pai: não à toa, o significado do nome "Baltazar" é "salve a vida do senhor".

Se a vida de meu pai tinha sido salva – mais de uma vez – aquela seria apenas a primeira experiência com um caso de câncer em nossa família. Nossa jornada estava apenas começando. Depois de tantos encontros com olhos assustados que viram a face da morte à espreita, percebi que existem certas coisas inevitáveis na vida. O câncer, definitivamente, não é uma delas. Através do aprendizado que tivemos, entendemos que não salvávamos vidas – fazíamos com que cada pessoa que se achasse vítima da doença pudesse se tornar responsável pelo próprio destino.

Este livro não é somente para quem quer sobreviver ao câncer. Este livro é, acima de tudo, sobre viver. E sobre possíveis caminhos para a cura. Cada vida tem seu próprio caminho e existem diversos deles disponíveis para que sirvam de soluções práticas na vida de todos nós.

ASPECTOS RELEVANTES NO TRATAMENTO

REIKI COMO FORMA DE CURA

Somos energia, e as doenças desenvolvem-se sempre que temos desequilíbrios energéticos não só no nosso corpo físico, mas também em nível emocional, mental e espiritual.

O Reiki canaliza a energia universal através da imposição das mãos em determinados pontos do corpo para curar os níveis físico, emocional e mental e tem se mostrado eficaz na redução dos efeitos secundários causados pelos tratamentos oncológicos convencionais, nomeadamente na redução da dor e da ansiedade.

Sempre que estava envolvida com a aplicação de Reiki direcionado ao meu pai, tanto a minha intenção quanto a da terapeuta e a dele eram carregadas de esperança. Vibrávamos pela cura, e foi aí que comecei a investigar todas as terapias complementares que poderiam auxiliar na cura de doenças físicas e emocionais.

Muitos pacientes relatam que após a aplicação sentem uma clareza espiritual que antes não sentiam. Por isso, o Reiki oferece uma sensação de alívio emocional durante o tratamento, prolongando-se depois da aplicação.

Há sempre aqueles que me perguntam se é um método seguro e eu afirmo que, além de não ter contraindicação, os estudos afirmam que ele acelera o processo de recuperação em casos de cirurgia ou doença e reduz os efeitos secundários de alguns tratamentos.

Um paciente como meu pai, sujeito a quimioterapia, e que recebe Reiki durante o tratamento, tem uma redução significativa dos efeitos secundários da quimioterapia, sendo o mais visível a redução das dores corporais.

Uma energia positiva nunca pode causar mal a alguém, e a energia do Reiki é amor em estado puro, transmitida através das mãos, por pessoas que têm a intenção de doar a energia do amor em prol de alguém.

A cura pelo Reiki é usada para todos os tipos de condições e males instalados no corpo físico, emocional ou espiritual, sendo que muitos pacientes experimentam uma aceleração no processo de cura, quando combinam o Reiki com a medicina alopática ou outras terapias.

Li, certa vez, que o Reiki surge como uma bonança pós-tempestade, e o próprio Mikao Usui, que nos trouxe o método, comprovou isso quando tudo começou a correr mal em sua vida e ele passou a se dedicar às práticas budistas. Foi para o Monte Kurama e após 21 dias começou a sentir algo no topo da cabeça. Era uma energia que percorria todo o seu corpo. Em um momento de inspiração, compreendeu que se tratava de um novo método de disciplina energética, que aplicou em si, em primeiro lugar, depois em membros de sua família e, finalmente, abriu um centro de tratamento e ensino de Reiki.

Segundo Mikao Usui, o significado de Reiki pode ser tido como "Energia Universal", algo que está em todos os lados e é parte da força que anima a própria vida.

No livro *Mãos de luz*, Barbara Ann Brennan, que tinha como premissa descrever um guia para a cura através do campo da energia humana, concentrou a discussão através da arte de curar por meios físicos e metafísicos, ligando a psicodinâmica ao campo da energia humana, descrevendo as variações do campo da energia. Neste livro, a autora relata inúmeros casos de cura através da imposição das mãos.

Enquanto a medicina convencional é baseada na alopatia, e visa combater os sintomas, as terapias complementares nos levam na direção de um outro paradigma que impacta a maneira de lidarmos com as doenças e com a vida.

O Reiki olha o homem como corpo, mente e espírito. Dessa forma, a visão holística não faz milagres, mas sim alcança as causas e traz equilíbrio ao corpo.

O que notei, não só na cura de meu pai quanto em outros processos em que o Reiki foi efetivo, é que a prática do Reiki nos possibilita um regresso ao sentimento de milagre e respeito diante daquilo que transcende o campo da mente humana.

Atualmente, é comum o recurso ao Reiki como terapia complementar dentro dos hospitais e, em particular, em unidades oncológicas, pois há evidências de que os pacientes reagem melhor aos tratamentos tradicionais quando são acompanhados dessa terapia.

Nós tivemos a evidência das suas vantagens no tratamento de Seu Baltazar e Dona Adelina, altura em que nosso conhecimento sobre como vencer o câncer era diminuto, mas os resultados mostraram que o recurso a essa arte de cura foi muito importante.

Deixamos aqui os cinco princípios básicos do Reiki que todos devem praticar, independente de padecer de alguma doença ou não:

- Só por hoje não esteja ansioso
- Só por hoje não se irrite
- Ganhe a vida honestamente
- Honre seus pais, mestres e anciãos
- Demonstre gratidão por todo o ser vivo

POSITIVIDADE

Todos sabemos a complexidade do corpo humano e já estamos entendendo que a enfermidade nunca se manifesta apenas no físico. O câncer é um exemplo de como um organismo pode estar fragilizado, e muitos atribuem isso a um período de conflitos emocionais, frustrações e sofrimentos que transbordam como se chegassem ao limite e começassem a ferir o organismo.

O pai da Medicina, Hipócrates, afirmava que o conhecimento do corpo é impossível sem o conhecimento do Homem como um todo. Logo, a medicina integrativa vê o indivíduo em sua totalidade e traz um novo conceito de vida saudável.

Para quem não conhece, a medicina integrativa convida instituições a mudar o paradigma de seus tratamentos médicos. Sendo assim, o estudo é focado no indivíduo e não na doença em si, já que cada paciente passa a ser visto como responsável pela própria melhora.

Já disse anteriormente que a cura vem de dentro, e isso explica porque são cada vez mais frequentes casos de pacientes que apresentam melhoras acima do esperado ou reversão de quadros que pareciam, antes, sem solução.

O fato de acreditar na cura – que pode ser chamado de poder da mente – é imprescindível. Um estudo da Universidade de Wisconsin, divulgado em 2004, já afirmava que pacientes mais otimistas quanto ao seu tratamento tendem a apresentar níveis mais baixos de cortisol, hormônio liberado em situação de estresse e que, em altas doses, pode inibir o funcionamento das defesas do organismo.

Outros estudos apontam que a expectativa de se sentir melhor aumenta a liberação de dopamina no cérebro, neurotransmissor associado ao prazer e à sensação de bem-estar.

Segundo as pesquisas do médico norte-americano Dr. Herbert Benson, que dirige o Instituto de Medicina da Mente e Corpo, na Faculdade de Medicina da Universidade de Harvard, nos Estados Unidos, é indiscutível o poder de cura através da mente, no amplo contexto da espiritualidade, incluindo a fé e as diversas práticas que levam à meditação.

Dr. Herbert pesquisa os efeitos da espiritualidade na cura de doenças há 35 anos e constatou que pacientes que escolhem repetir palavras ou expressões relacionadas às suas crenças religiosas têm maior probabilidade de meditar continuamente e obter melhores resultados fisiológicos do que aqueles que escolhem palavras indiferentes.

Para ele, quem tem fé é mais saudável e quem acredita positivamente na cura tem maiores chances de enfrentar qualquer doença.

O Dr. Carl Simonton tem uma teoria bastante interessante em relação ao câncer. Segundo ele, o câncer é produzido e desenvolvido por um desejo inconsciente de autodestruição, pela vontade também inconsciente de fugir dos problemas e mesmo da vida. Convencido disso, ele criou um método de tratamento baseado na conscientização do paciente sobre os problemas que o levaram à depressão e ao desânimo.

A teoria que ele comprova é de que a mente pode ser a causadora das enfermidades – e hoje todos sabem que a medicina psicossomática é uma realidade aceita por médicos do mundo todo. Segundo ele, a mente, as emoções e a atitude de um paciente em relação à vida desempenham papel importante, tanto no desenvolvimento da doença quanto na resposta do paciente. Ele está convencido de que o estado mental das pessoas está relacionado com o desenvolvimento de seus cânceres e tem que ser levado em conta no processo de cura.

Tudo começou em 1969, no Centro Médico da Universidade de Oregon, também nos Estados Unidos, durante os seus três anos como médico residente, encarregado da terapia de radiação. Simonton percebeu que uma pequena parcela dos pacientes foi curada ou viveu mais do que indicavam os diagnósticos. Eram pacientes cujos cânceres estavam tão adiantados que as chances de viverem pelo menos mais alguns anos eram quase nulas.

Durante as discussões com pacientes, o médico percebia que tinham algo diferente: uma atitude mental – uma convicção positiva, consistente. Eles pareciam recusar a sentença de morte. Alguns diziam que tinham muito a fazer e que não podiam morrer e, de fato, fiéis às suas convicções, eles não morriam até que "permitissem" ou "quisessem".

Por outro lado, também via o desenvolvimento do câncer em homens que não conseguiam encontrar nada útil para fazer. Era como se a mente deles tivesse decidido morrer e o corpo tivesse encontrado a maneira de atingir esse objetivo.

Foi assim que ele passou a acreditar que o câncer poderia ser induzido psicologicamente: "As pessoas têm câncer muitas vezes durante suas vidas, só que não percebem isso. O que é inusitado no câncer não é o fato de as células malignas surgirem. Na substituição diária de bilhões de células pelo organismo, algumas células 'más' são formadas. Mas, às vezes e por algum motivo, o corpo permite que essas células 'más' cresçam, quando, as identificando como anormais, deveria destruí-las. Por que, então, o sistema imunológico falha nestes casos?".

Esta foi a pergunta que o motivou, e a partir dela começou a preparar um dossiê no qual afirmava que a mente tem influência na resposta imunológica de qualquer paciente. Seu maior desafio era provocar a vontade de viver em pessoas que não estavam felizes com as suas vidas e tinham desenvolvido um câncer.

Em nosso caso, quando deixávamos Dinis com meus pais, eu sabia bem o que estava fazendo. Sabia que meu pai precisava de uma razão para querer curar-se e permanecer vivo e era essa razão o que o mantinha de pé, quando não conseguia se levantar.

O que o Dr. Simonton percebeu é que técnicas de meditação e visualização de cura eram extremamente eficazes, por isso pedia a seus pacientes que meditassem regularmente três vezes ao dia, durante quinze minutos: pela manhã, ao levantar, por volta do meio-dia, e à noite, antes de dormir, fazendo visualizações de cura.

Através desses grupos, ele também começou a perceber que os melhores resultados vêm dos pacientes que se tornam otimistas e se submetem a uma participação total. Foi assim que ele começou a focar em eliminar o estado psicológico negativo, tanto do paciente como da família.

Sua frase preferida é: "Quando a vontade de viver cai, a vontade de morrer se eleva cada vez mais", e por isso ele apoia os pacientes a acreditarem na vida.

No caso de pacientes com câncer, observa-se em geral que eles enfrentaram algum evento estressante antes do aparecimento da doença.

Mas, veja bem: não estou dizendo que toda pessoa que enfrentar um estresse ficará doente. O que nos difere uns dos outros é a maneira como reagimos ao estresse – de quais alternativas dispomos para lidar com as situações.

Se você não estiver feliz com o que a vida está lhe oferecendo, imagine-a como um espelho e comece a trabalhar seus sentimentos para emitir aquilo que quer receber. Não é apenas em um quadro de doença que devemos nos disciplinar e ter uma atitude positiva diante da vida. O mais importante em qualquer processo de cura é querer e acreditar.

APOIO FAMILIAR

Uma das maiores armas contra a doença é, sem sombra de dúvida, o apoio familiar.

Já vi amigos contando que não sabiam como lidar com o diagnóstico de doença de seus familiares e reagindo com afastamento. Muitos deles delegavam aos médicos e enfermeiros todo o tratamento, com medo de encarar a doença.

A questão é que qualquer doença debilita todo o sistema imunológico, e o paciente precisa necessariamente de uma carga extra de energia – essa carga pode vir da família. Aproximar-se, preocupar-se, aliar-se ao paciente faz com que ele seja inundado por uma onda de amor e seu sistema imunológico se fortaleça.

Muitas pessoas acabam se afastando, como se o câncer fosse uma doença contagiosa, com medo de olhar nos olhos das pessoas que amam, acreditando que o diagnóstico é uma sentença de morte. Dessa forma, eles perdem a preciosa oportunidade de ajudar seus familiares a transformar a realidade.

O diagnóstico da doença vem sempre acompanhado de medos e incertezas. Isso porque são muitas as alterações fisiológicas. Apesar disso, é possível amenizar os efeitos e ter qualidade de vida, principalmente com a presença e o apoio de familiares e amigos.

Muitas famílias ficam tão desestabilizadas que fingem que nada está ocorrendo e isso pode ser muito pior. A crença e as atitudes das pessoas mais próximas ao paciente podem influenciar positivamente ou negativamente o estado psicológico frente à doença.

Com meu pai, além do apoio familiar, procuramos mantê-lo atento aos planos familiares. Estávamos envolvidos com a questão do casamento, que traria grande felicidade a ele, e o crescimento dos netos.

Trazer a perspectiva do futuro à tona faz com que o paciente se conscientize de que o futuro existe e que ele pode visualizar a si mesmo neste futuro.

Quando o paciente sente, genuinamente, que a família irá apoiá-lo e acredita em sua cura, é como se houvesse um fortalecimento da crença de que a cura é uma possibilidade viável. Se não existem atalhos para a cura, precisamos empoderar este paciente de que ele deve acreditar na própria cura. E aí entra o processo de apoio familiar.

Quando selecionamos livros, fazemos vibrações em conjunto, acompanhamos as consultas, elegemos tratamentos complementares e vibramos amor, é como se o paciente fosse acolhido e sentisse a energia de que não está sozinho enfrentando uma doença tão perturbadora.

Evidentemente, nem todas as pessoas têm paciência ou preparo psicológico para ficar ao lado do paciente nos momentos em que ele precisa ser acompanhado, mas apoiar é muito mais do que isso.

Apoiar é estar junto, é olhar nos olhos e transferir a segurança. É cercar de amor e mostrar que todos são um time, unido, e cada um fará sua parte dentro daquele campo de batalha. Apoiar é o que você está fazendo agora, se estiver lendo este livro por causa do câncer de algum familiar. É buscar alternativas que possam ser complementares, auxiliando no processo de cura; é se informar, levar possibilidades e, acima de tudo, esperança.

Quando se deparar com a doença de um parente ou familiar, não deixe que a estrutura familiar se dissocie, pois no momento que uma doença é detectada, a pessoa passa por um estágio de desequilíbrio.

Estudos revelam que, quando acompanhados pela família, os pacientes se recuperam com mais facilidade. Isso inclui a aceitação da própria doença, que também faz parte do processo de cura.

Muitas vezes, o doente com câncer vive algumas fantasias a respeito do diagnóstico – e cria outras –, relembrando tudo aquilo que ouviu ao longo da vida, de médicos ou de crendices populares.

Quanto maior a consciência da família em todo o processo, maior será o engajamento. Por isso, nada de esconder de alguns familiares a real condição do paciente. Isso só dificulta o tratamento.

Se negarmos a doença, negamos que adoecer faz parte do ciclo da vida e alimentamos fantasias que não favorecem o processo de cura ou a melhora dos sintomas do enfermo. Embora o cenário de adoecimento traga sofrimento para todos, o cuidado, a fé e a esperança fazem com que consigamos transcender essa etapa.

a história de adelina

Jorge Martins

"Suba o primeiro degrau com fé.
Não é necessário que você veja
toda a escada.
Apenas dê o primeiro passo".
Martin Luther King

Quando eu era jovem, eu evitava saber o que era o câncer. Achava assustador o número de pessoas que morriam e o fato de alguns até pensarem que aquela doença era transmissível.

Cresci em uma família humilde, na qual não se passava fome, e apesar de todas as dificuldades, minha mãe cultivava hortas e criava diversos animais, não faltavam alimentos na mesa. Por isso, posso dizer que sempre tivemos o essencial.

Ainda me lembro do desejo por uma bicicleta, aos treze anos, quando percebi que não teríamos dinheiro para comprar. Foi nessa época que, munido do desejo de andar sobre as duas rodas, comecei a trabalhar. O objetivo era um só: adquirir minha própria bicicleta.

Filho de pais católicos, o segundo de três irmãos rapazes, éramos catequizados por nossa mãe, que lecionava para crianças na Igreja e queria que todos tivessem uma conduta exemplar.

O tempo passou e aquele menino cresceu e se casou. Tive três filhos no primeiro casamento, mas, em certo momento, a relação acabou. Com a separação, acabei me afastando temporariamente da Igreja, que não reconhecia o divórcio. Eu acreditava desde sempre que havia uma energia superior e cada vez mais entendia que não existia certo ou errado e quando começamos a entender que fomos educados de determinada maneira, mas não temos que ficar prisioneiros dela, encontramos liberdade para nos conectar onde e quando quisermos.

Tudo ficou muito claro para mim quando minha mãe, Dona Adelina, ficou doente. Viúva desde os 44 anos, quando meu pai faleceu num acidente de carro, ela amargou sua morte e estava certa de que jamais se casaria novamente. Sua grande intenção era adotar uma menina, já que tinha três filhos homens. E assim, o fez.

No entanto, seu perfil era de uma pessoa que desenvolvia algumas doenças para chamar a atenção dos filhos. Hoje, vejo o quanto esta estratégia é comum e amplamente comentada por psicólogos do mundo inteiro.

Costumo dizer que essa era a técnica adotada pela minha mãe. A Lei da Atração sempre funcionou muito bem para ela na atração de doenças. Era implacável: só de pensar em ter alguma doença, a dita cuja aparecia de supetão.

Mas eu imaginava que ela pudesse usar a Lei da Atração, de forma correta, para ter tudo aquilo que quisesse. No entanto, essa virada de chave não foi possível antes de descobrirmos seu câncer.

Era frequente que ela dissesse que estava desenvolvendo uma doença e não estava muito bem, como se pudesse pressentir a chegada do problema. Dona Adelina fez isso de tantas maneiras que sua história com o câncer começou exatamente dessa forma.

Aqui, vale lembrar que os anos anteriores tinham sido de grandes mudanças: o nascimento do Dinis, o casamento e o processo de cura do meu sogro. Em paralelo, o início de uma crise econômica mundial que nos afetava e fazia com que nossos negócios em particular também sentissem os efeitos da tal crise.

Tínhamos acabado de viajar para a Romênia. No retorno, sentíamos que algo estava diferente com a Elisabete, um enjoo matinal incomum que nos trouxe uma excelente notícia: mais um bebê estava a caminho.

Dinis acabara de completar um ano e já celebrávamos a chegada de Beatriz, que viria precisamente com 23 meses de diferença, no dia 11 de outubro de 2009.

Enquanto isso, Elisabete dava aulas de Marketing na Universidade Católica Portuguesa e planejávamos uma viagem a Fortaleza, com toda a família, para comemorar a recuperação de Seu Baltazar, já que se passara um ano e meio desde o término de seu tratamento.

Além dos pais da Elisabete, levei minha mãe e todas as crianças. A viagem foi divertida, embora a logística fosse complexa, já que tínhamos desde um bebê de cinco meses a avós de quase setenta anos.

No retorno, Elisabete voltou a seus projetos executivos.

Foi nesse período que minha mãe se mudou para nossa casa para nos ajudar com Beatriz, e logo notamos que ela não estava bem. Dizia que não tinha forças. Queixava-se da vida com frequência e, mesmo depois da Elisabete tê-la levado ao médico, ela não teve nenhum diagnóstico específico. Portanto, retornou para casa com uma receita de analgésicos e sentiu-se melhor.

Ao mesmo tempo, Elisabete percebia que havia algo perturbando sua mente. Por isso, logo solicitou a uma terapeuta para poder fazer aplicações de Reiki. Nesses momentos, ela sentia-se mais calma, embora sua saúde estivesse cada dia mais degradada, o que nos preocupava.

Cada vez mais Elisabete a observava com um olhar cuidadoso. Por isso, chamou a amiga Lara para lhe fazer uma massagem energética. Mesmo com o espanto da massagista, que achou o estado muito ruim, levando em conta o histórico de depressões que sempre a acometiam, acreditávamos que seria mais uma, e como ela estava medicada tanto para a depressão quanto para seus problemas cardíacos, pensávamos que não passava de uma recaída. Dessa forma, não dávamos a importância devida a seu quadro, imaginando que, se ela se livrasse dos pensamentos que lhe corroíam a alma, voltaria a ser o que era antes.

Assim, pedi ajuda a meu irmão para que fosse até nossa casa para conversar com ela, e ele assim o fez. Ficou horas seguidas a escutar suas lamentações. Naquele dia, me lembro de chegar do trabalho e notar sua expressão aliviada, como se o conforto da conversa com meu irmão tivesse lhe dado novo ânimo.

Imaginava que ela tinha, dentro de seu coração, questões ainda mal resolvidas, e comentei com Elisabete que acreditava que a partir daquele momento ela ficaria boa. Mas tal não aconteceu, e no dia seguinte, diante das dificuldades respiratórias e do cansaço extremo, Elisabete chamou um enfermeiro que trabalhava na urgência de um hospital em Viseu para observá-la. Como Luís era nosso amigo, ele atendeu de pronto nosso pedido e logo alertou: "Leve-a imediatamente ao hospital!"

Eu estava no escritório trabalhando quando Elisabete me ligou dizendo: "Jorge, tua mãe voltou a piorar!"

Falou que iria levar minha mãe para o hospital seguindo a sugestão do enfermeiro Luís.

Quando recebi o telefonema, a voz de Elisabete trazia um presságio, e aquela notícia me impactou como uma bomba. Qualquer pessoa sente na alma quando a própria mãe não está em boas condições e eu, assim que desliguei o telefone, fiquei olhando através da janela e relembrando cenas de nossa infância. Cenas em que ela era feliz e saudável.

No hospital, sua saúde estava se deteriorando a olhos vistos. Se em casa ela parecia estar fazendo esforço para respirar, ali ela tinha dificuldade até para beber água sozinha. Elisabete a observava com a atenção de uma filha e o receio de quem ainda não tinha exatamente os detalhes de seu estado de saúde.

Os sintomas eram diarreia e vômitos, o que a levava a uma anemia preocupante. Ela foi diagnosticada com um derrame interno do qual não tínhamos a mais vaga ideia da origem.

Foram dias de angústia, até que se percebesse o que tinha acontecido. Quando fizeram uma ecografia abdominal, constataram que existia líquido livre na região intraperitoneal e na cavidade pélvica. O fígado e a vesícula também estavam com seu tamanho aumentado. Além disso, ela apresentava insuficiência cardíaca.

No dia do internamento, o enfermeiro Luís, que havia nos socorrido em nossa casa, observou que ela poderia ter uma neoplasia. As palavras dele ecoavam em minha mente: "Prepare-se para o pior, pois a princípio é uma neoplasia.".

Aquele termo soava estranho, porque eu ainda não sabia a diferença entre câncer, tumor e neoplasia. Mas os exames ainda seriam feitos. Meu questionamento foi imediato, olhando no fundo dos olhos dele: "Tem certeza?", eu perguntei.

É curioso como, mesmo tendo enfrentado o câncer do pai de Elisabete um ano e meio antes, a notícia daquela hipótese ainda nos apavorava. Sabíamos que a batalha era longa e que a possibilidade de cura era grande. Mesmo assim, era difícil conceber que aquilo estava acontecendo com minha mãe.

A resposta dele, longe de trazer esperança, provocou mais temor: "Certeza eu não tenho, mas prepare-se para o pior." Foi dessa maneira que tivemos a notícia de que algo de ruim estava se desenvolvendo silenciosamente.

Sua dificuldade respiratória era nítida, mas ainda haveria muitos exames para constatarmos qual era o problema, de fato.

O ecocardiograma realizado a 1 de outubro viria a mostrar um derrame no pericárdio, assim como um espessamento da membrana. No dia 3 realizou-se uma periocardiocentese, foram retirados 350 ml de líquido pericárdico. A citologia realizada foi compatível para neoplasia das células epiteliais.

Realizaram-se, posteriormente, citologias no líquido pleural, no entanto, nos ecocardiogramas de controle, persistia o derrame pericárdico, bem como o engrossamento da parede posterior. Foram igualmente realizadas TACs (tomografias computadorizadas) pélvicas e torácicas que evidenciaram um derrame pleural bilateral, enfisema subcutâneo da parede lateral esquerda e gânglios na região aortopulmonar.

Na sequência, foi realizado um procedimento no Hospital Universitário de Coimbra para avaliar se havia metástase e qual seria o câncer primário. Então, constatava-se o derrame pleural e colapso do pulmão esquerdo. Um dos pneumologistas já confirmava o câncer no pulmão.

Os médicos colocaram o dreno e fizeram mais exames, mas não nos diziam concretamente o que era. Diziam que podia ser câncer do pulmão ou dos ovários, mas concretamente não havia diagnóstico.

A partir de então, começaram as contraposições: câncer no pulmão, nos ovários ou mesotelioma? Qual dos três? E a origem? Ficava cada vez mais difícil para os médicos entenderem.

Foi nesse período que, paralelamente aos cuidados da medicina convencional, pedimos ajuda ao José, um terapeuta espanhol que vivia na França, que havíamos conhecido recentemente e que se deslocava com frequência a Portugal. Especialista em Reiki, ele tinha muitos relatos de cura das mais variadas doenças. A meu pedido ele se deslocou ao hospital de Viseu para aplicar Reiki em minha mãe.

Logo no início, após a aplicação, ele disse que tirariam o dreno no dia seguinte. E assim aconteceu. No dia seguinte, sem que disséssemos nada, o dreno foi retirado.

A sessão durava duas horas, e era curioso como sempre que ela recebia a energia Reiki parecia melhorar sua disposição e estado geral. O derrame do pericárdio diminuía e sua esperança era cada vez maior.

Nesse período e ao fim de sete semanas de internação, conseguimos que ela saísse do hospital para celebrar conosco o aniversário de quatro anos do nosso filho Dinis. Ela estava enjoada da comida hospitalar e já se sentia mais disposta.

Ainda em busca de um diagnóstico preciso, a levamos novamente ao Hospital Universitário de Coimbra, onde foi realizada uma toracotomia anterolateral esquerda com o objetivo de drenar o derrame pleural que ainda permanecia e retirar tecido do pericárdio para biópsia. No final da cirurgia foi colocado um dreno para a liberação total do líquido.

A biópsia parecia não deixar dúvidas e o diagnóstico histopatológico dizia: "Achados compatíveis com metastização pericárdica por carcinoma no ovário (?)". Dito de outra forma, a biópsia pericárdica foi compatível com mesotelioma localizado no pericárdio, ou metástases pericárdicas de carcinoma de ovário.

Mas que existiam dúvidas, existiam. Talvez por isso o ponto de interrogação colocado pelo patologista.

Em seguida, realizou-se novo ecocardiograma que evidenciava um derrame pericárdico ligeiro, sem sinais de comprometimento hemodinâmico ou movimentos anômalos, mas ainda persistia o derrame pleural esquerdo.

Faltava ainda um estudo mais aprofundado, portanto, precisaria de uma ecografia abdominal e uma ressonância magnética abdominal para esclarecer nossas dúvidas.

Conforme os dias avançavam, eu procurava estudar e encontrava informações interessantes. Encontrei um documentário de uma menina chamada Safira, que tinha tido câncer, e os pais tinham abandonado a quimioterapia após o primeiro tratamento devido ao sofrimento dela. Essas alternativas saltavam aos meus olhos e, mesmo que estivéssemos preparados para o pior, observávamos o que era feito ao redor do mundo.

Minha mãe estava em nossa casa e já tinha tido alta do hospital. Porém, mais uma grande bomba cairia em nosso colo em uma consulta de acompanhamento. O cardiologista afirmou, como se informasse sobre uma gripe, que havia um câncer nos ovários.

Aquele enigma que parecia difícil de ser resolvido estava ainda mais nebuloso. Não sabíamos se a dificuldade maior estava no pulmão, no ovário ou na pleura.

Entramos no carro e podíamos sentir a energia pesada no ar. Minha mãe estava assustada e fragilizada com a maneira como o médico lhe dirigira a palavra: "Mas, afinal, eu tenho um câncer?" Suas palavras pareciam sair com dificuldade de sua boca, como se só o fato de pronunciá-las a contaminasse.

Elisabete contornou a situação com o tato que o jovem médico não tinha tido, dizendo que ainda era preciso fazer a ressonância nos ovários para poder confirmar se havia mesmo o câncer.

Eu persistia no tratamento com Reiki em Sintra, onde o terapeuta José Manuel atendia as pessoas, que faziam viagens de três horas para receber essas energias.

Foi logo após essa via crucis, que ouvimos que o que minha mãe tinha era um mesotelioma, um tipo de câncer não operável. "Sugerimos que siga para a quimioterapia", decretou a médica.

Como o primeiro diagnóstico tinha sido um câncer de pulmão, o segundo, de ovário e o terceiro, o mesotelioma, um câncer cuja taxa de sobrevida era de 6%, resolvi buscar uma segunda opinião. Aproveitei os contatos que um amigo meu tinha em uma clínica na Espanha e marquei uma consulta para que pudéssemos obter essa segunda opinião.

Era Natal e Elisabete caprichou nos pratos para que pudéssemos desfrutar de um dia de alegria em família. Mas o gosto não era, de longe, de felicidade. Estávamos angustiados pela espera e minha mãe transparecia o temor de uma notícia desanimadora.

A viagem foi longa, e logo que chegamos à clínica fomos bem atendidos. Entre análises de sangue, ressonâncias e TACs abdominais e torácicos, ansiávamos que tudo aquilo não passasse de um grande engano.

A ressonância no cérebro foi para avaliar se existiam metástases, e a conclusão foi de que estava tudo dentro dos parâmetros normais. A TAC abdominal evidenciou ligeiro derrame pleural esquerdo e cistos nos rins, mas sem outras lesões suspeitas. Por fim, a TAC torácica reforçou o derrame pleural, entre outros problemas diagnosticados anteriormente, como fenômenos degenerativos na coluna dorsal e arteriosclerose aortocoronária.

Depois da avaliação da biópsia, para que se cruzassem os dados, veio a sentença: era, de fato, um câncer. O mesotelioma é uma doença silenciosa que mata os doentes por asfixia. Diziam que quando detectado era tarde demais, porque sua evolução não provocava dor.

A quimioterapia seria para uma manutenção, já que havia baixas taxas de sobrevivência.

Como eu já tinha feito algumas leituras a respeito, perguntei ao médico: "Em termos de cuidados alimentares, o que aconselha?" Ele disse: "Nada, ela pode comer tudo."

Saí de lá perturbado, mas saber que o câncer de fato existia fazia minha mãe cair em si.

Fizemos a viagem de volta calados. Foram seis horas em que cada um estava sendo acompanhado pelos próprios pensamentos e ninguém ousava dizer uma só palavra. Como se precisássemos de silêncio para digerir aquela confirmação que havíamos recebido.

Sem coragem de abordar o assunto, eu pensava no que íamos fazer. Sentimentos dos mais diversos nos assaltavam. Dúvida, incerteza, medo, esperança e até uma certa resignação.

Chegando na casa dela, vi-a desencorajada e com uma expressão de derrota. Olhei em seus olhos e desafiei: "Você quer morrer ou quer viver?"

Ela ficou espantada. Jamais tinha sido confrontada daquela maneira.

"Diga. Você quer morrer ou viver? Porque, se quiser morrer não precisa mudar nada, pode deixar tudo como está. Você disse esse tempo todo que queria morrer, conseguiu. Atraiu a doença. Então, agora escolha. Escolha se efetivamente quer morrer, e a gente não precisa fazer nada. É só esperar mais dois ou três meses. Pode continuar com os seus pensamentos depressivos e pessimistas, comer tudo o que lhe faz mal, simplesmente não cuidar de si. Agora, se quer viver, nós faremos tudo para ajudá-la neste desafio que também é nosso. Mas se quer viver, vai ter que dizer que quer viver para eu poder ajudar."

Saí dali sem saber o que aquele acesso de sinceridade havia causado e nem suspeitava de que seria o grande ponto de virada para que ela decidisse contribuir para a própria cura.

No dia seguinte, depois de ter gritado, chorado e percebido que poderia contribuir com a própria cura ou com a própria derrota, ela me ligou perguntando: "Então, o que queres que eu faça?"

Ela tinha tomado uma decisão, e dizia que queria se comprometer com a vida e que estava disposta a tudo para curar a doença. Obviamente, quando viu a morte bem perto dela, escolheu a vida. E essa foi a maior lição para ela mesma.

Começamos por mudar a alimentação da minha mãe, de forma a eliminar tudo o que fosse nocivo para sua saúde. Eliminamos o arroz branco, a farinha branca, o açúcar, o sal refinado e as batatas, e ela deixou de beber leite e derivados. O integral passou a fazer parte da lista de compras, assim como a bebida vegetal. Deixou de comer doces e reduziu drasticamente o consumo de carnes vermelhas. Na dieta dela incluímos também o consumo regular de água com limão e de bicarbonato de sódio, logo pela manhã com o estômago vazio.

Nos almoços de domingo na casa dela, a tradicional vitela assada no forno passou a ser acompanhada com arroz integral no forno.

Paralelamente, continuávamos com o Reiki, e a busca por tratamentos alternativos. Eu tinha assistido ao documentário da pequena Safira num canal português. Através dele obtive vários conhecimentos sobre imunoterapia. Entrei em contato com a clínica Praxisgemeinschaft für Zelltherapie, em Duderstadt, na Alemanha, que tratava pessoas com câncer através da imunoterapia com células dendríticas. Essas células também contêm antígenos (corpos estranhos), e assim conseguem combatê-los. São células que alertam o sistema imunológico sobre a presença de corpos estranhos, ativando outras células para o combate.

Basicamente, esse tratamento tinha como objetivo combater o câncer com as próprias defesas do organismo, através de uma coleta simples de sangue do doente, sangue esse que contém células dendríticas imaturas e que depois de uma cultura de sete dias vão estar capacitadas para identificar e apresentar ao sistema imunológico as características do tumor. As células dendríticas são depois incorporadas no corpo do paciente através de inoculação intravenosa, e reforçam, dessa forma, o sistema imunológico para o combate às células tumorais.

Esse tratamento normalmente obriga o paciente a quatro inoculações com um intervalo de quatro a cinco semanas; dependendo do sucesso do tratamento pode ser aplicado com intervalos de três a seis meses, tendo o inconveniente do alto preço praticado, somado às despesas com as deslocações e estadias. Após análise das informações que lhes enviei, fui informado de que o tratamento poderia melhorar a possibilidade de cura em cerca de 30%, mas que não dispunham de uma amostra estatisticamente relevante para esse tipo de câncer. Como não era muito promissor, decidimos buscar outras opções.

Hoje sei que para qualquer tratamento, sem fé e força de vontade do próprio doente, nada adianta. O doente precisa desejar a vida, acima de tudo, com todas as suas forças.

A ideia de fazer quimioterapia me assustava, pois tinha o pressentimento de que a minha mãe não iria resistir à violência do tratamento. Por isso, continuamos a potencializar a cura com todas as iniciativas já mencionadas, adiando a quimioterapia, com a esperança de que pudessem aparecer sinais de evolução positiva. O objetivo era refazer todos os exames antes de decidir se faríamos ou não a quimioterapia.

Tendo em conta as melhorias que a minha mãe apresentava, voltamos à clínica em 7 de fevereiro de 2012, seis semanas depois da primeira avaliação, para a realização de novas análises de sangue, novo TAC torácico, ressonância magnética do coração, ecocardiograma, ecoendoscopia digestiva alta e cirurgia torácica, caso necessário.

Munido do resultado, o médico explicou com as duas telas abertas: "Este é o exame de seis semanas atrás, esse é o de agora" – respirou fundo e continuou – "O câncer adormeceu."

Ela ainda apresentava pedra na vesícula e arritmia cardíaca, e ele deu um diagnóstico preciso de tudo que ela tinha. No entanto, câncer não tinha mais.

Depois dessas palavras, ele olhou bem para ela e afirmou: "Mas da forma como adormeceu pode acordar, por isso convém cuidar."

Eu estava esperando que ele perguntasse – o que vocês fizeram nestas seis semanas? – mas ele não perguntou...

Voltamos em estado de euforia. O retorno da viagem não tinha nada a ver com o aspecto sombrio da mesma viagem seis semanas antes.

Estávamos animados com o resultado das mudanças que tinham sido feitas naquelas semanas: o corte do açúcar e dos carboidratos, a alimentação alcalina, a água com limão e bicarbonato, o Reiki e muita fé por parte dela que decidira continuar a viver.

Tal como tinha sido sugerido pelo oncologista espanhol, fomos ao cardiologista, que ficou espantado com a notícia. Conforme Elisabete enfatizava na mudança radical nos hábitos alimentares, ele quase pulou da cadeira: "Alimentação? Não pode ter sido só isso. Foi outra coisa para a qual não temos explicação".

Embora alguns médicos não dessem qualquer importância à alimentação, eu mostrava a ela que era vital que observássemos qualquer descuido.

Devo recordar que em uma das visitas à minha mãe durante essas seis semanas entre os exames na Espanha, assim que cheguei me deparei com uma generosa fatia de bolo sobre a mesa. A casa estava cheia de visitas e mesmo assim a interpelei: "O que esta fatia de bolo está fazendo aqui?" Perguntei, pois o açúcar ou qualquer carboidrato era proibido. Ela disse: "Foi a vizinha que trouxe porque teve aniversário e quis compartilhar comigo." Minha madrinha, assustada com a minha reação, tentou esfriar os ânimos: "Tenha calma, é só hoje!" Contrariado, expliquei que aquilo não poderia acontecer: "Quando você come uma fatia de bolo, alimenta o 'bichinho' e sabe o que isso significa?". Elas ficaram me observando, enquanto eu pegava uma faca e apontava para a barriga de minha mãe. "Significa que o que você tem é uma faca apontada sobre seu abdômen e está dizendo que se empurrar um pouco a faca não tem mal nenhum."

Ela respirou fundo, baixou os olhos, pegou a fatia de bolo e jogou no lixo. O exemplo tinha surtido efeito. O resultado mostra que valeu a pena esse sacrifício.

Hoje, digo que o câncer pode morrer de fome. Foram seis semanas intensivas de Reiki, alimentação alcalina, sem açúcar ou carboidratos, e muito pouca carne vermelha. E eu acredito que ela esteja viva porque eu a "matei".

Ao ser confrontada com a morte, ela acordou para a vida.

As pessoas precisam perceber que colocar-se no papel de vítima pode ser cômodo, mas não muda nada em nossas vidas. Minha mãe precisava dar a volta por cima.

De fato, em alguns casos, não é necessário fazer os tratamentos convencionais. O corpo faz seu trabalho. Às vezes fico imaginando um local de detox com práticas de vida saudável, onde as pessoas pudessem mudar os seus hábitos.

Imagine que você tem uma pessoa com diagnóstico de câncer na família. Você não colocaria essa pessoa num processo de purificação, um mês antes para ver os efeitos, antes de iniciar a quimioterapia? Por que não fazer isso antes?

Outra das lições é que se nós adotarmos esses mesmos cuidados alimentares e novos hábitos saudáveis, estaremos evitando desenvolver doenças de foro imunológico, e a prova disso sou eu mesmo, pois eu todos os anos tinha gripe, com necessidade de recurso a medicamentos, e a partir do momento em que adotei um novo estilo de vida baseado nesses princípios, não desenvolvi qualquer doença, nem tive a necessidade de tomar qualquer remédio.

ASPECTOS RELEVANTES NO TRATAMENTO

DIETA ALCALINA

Você sabia que a acidez no organismo pode levar a várias condições médicas? Que certos alimentos, embora ácidos, são responsáveis por alcalinizar o organismo, como o limão, por exemplo?

Nosso pH (potencial de hidrogênio) sanguíneo tem um valor de 7,35. Da mesma forma que observamos nossa temperatura se estamos com febre, deveríamos sempre saber como está o valor de nosso pH. Os alimentos que ingerimos são os responsáveis por alterar o pH do organismo, e eles podem tanto acidificar quanto alcalinizar o corpo.

Para ser bem específico, pH é a medida que define se um elemento é ácido ou básico. A tabela varia de zero a 14, onde:

pH	
0,0	máximo de acidez;
7,0	neutro;
14,0	máximo de alcalinidade.

Em algumas situações, como o estresse, envelhecimento, a poluição e alimentação incorreta, é possível que a produção de ácidos aumente e coloque em risco o equilíbrio do pH sanguíneo.

A maioria das pessoas ingere alimentos e bebidas que contêm ácidos fortíssimos. Esses ácidos manifestam-se na nossa dieta através das colas e das bebidas gaseificadas, pizza, batatas fritas, bolos, biscoitos, refeições feitas no microondas, pão, cafeína, queijo, alimentos com gordura, bebidas alcoólicas, lácteas, natas etc... Refrigerantes têm pH entre 2,0 e 3,0.

Então, se um câncer se desenvolve em ambiente ácido, tóxico, com deficiência de oxigênio e num sistema imunológico debilitado, alimentando-se de glicose em quantidades bem superiores às células normais, prevenir e potencializar a cura do câncer é um processo de alguns passos simples, que inclui libertar o corpo de toxinas, alcalinizar o corpo, reduzir o consumo de açúcar e carboidratos, praticar exercício físico e estimular o sistema imunológico, debilitando o câncer.

O estresse, as emoções negativas e a falta de exercício físico também contribuem para a acidez do organismo.

Quando falamos em oxigenar as células, evidentemente falamos que fazer exercícios é essencial, porque bombeia o sangue e a linfa no corpo, removendo as toxinas e o lixo interno, ajudando a transportar oxigênio para as células.

Todo paciente deveria ser informado da importância de uma alimentação correta. Para isso, deve-se consultar um nutricionista funcional especializado. Hoje, é sabido que um regime alimentar alcalino, composto majoritariamente por vegetais, grãos e frutas, é benéfico à saúde.

Se sabemos quais são os potencializadores desta doença, não devemos dar tréguas. Caso contrário, é como colocar a faca no abdômen e empurrar pouco a pouco, dia após dia.

A atriz norte-americana Kris Carr, que tem um tipo de câncer raro, passou a ser especialista sobre o poder dos alimentos após a doença e, ao escrever o livro *Crazy Sexy Cancer Tips*, explicou como fortaleceu sua imunidade estreitando laços com a natureza, malhando, escolhendo alimentos alcalinos, bebendo água e fazendo uma lavagem de cólon a cada doze meses.

Segundo seu método, detalhado no livro, ela afirma que controlar o estresse, abusar do prazer e dormir também fazem parte do processo. Como é adepta do *raw food*, que significa "cozinha crua", ela explica que quando os alimentos são cozidos eles representam uma pressão ao organismo e aumentam o número de leucócitos, como se o corpo estivesse sendo atacado por um organismo estranho. "Eu quero que meu organismo se concentre em abater células cancerígenas, e não salgadinhos industrializados e balas cheias de corante!"

Segundo Carr, quem come carne tem mais probabilidade de ter câncer – o que é reconhecido pelo Instituto Nacional do Câncer dos Estados Unidos. Ela afirma também que todos nós deveríamos fazer uma faxina na despensa e eliminar tudo o que é branco e processado. Por último, ela explica: "Se a data de validade for superior à expectativa de vida de um ser humano, com certeza se trata de um produto que vai diminuir a sua data de validade.".

Sendo o sangue, idealmente, um meio alcalino, devemos priorizar os alimentos que colaboram nesse sentido. A confusão mais comum talvez seja imaginarmos que um alimento ácido deixará nosso sangue mais ácido e um alimento alcalino, mais alcalino, mas essa não é exatamente a lógica correta. Um limão, por exemplo, é um alimento originalmente ácido, porém o resíduo orgânico que restará no corpo após sua digestão, é alcalino, o que caracteriza o limão como um alimento "alcalinizante".

Os cientistas usam o *Potential Renal Acid Load* (PRAL) para medir a carga potencial de ácido renal de cada alimento, depois de o corpo metabolizar os alimentos. O PRAL confirma que o limão tem efeitos alcalinizantes depois de metabolizado – o mesmo acontece com frutas e vegetais.

Para uma alimentação mais alcalina, devemos buscar os alimentos "alcalinizantes" e evitar os alimentos "acidificantes", levando em conta que o mais importante não é o estado ácido ou alcalino original do alimento, mas sim os resíduos, ou "cinzas orgânicas", que ele irá deixar no corpo após ser metabolizado.

Para que o equilíbrio ideal do pH sanguíneo se mantenha, devemos compor nossa nutrição com, pelo menos, cerca de 75% de alimentos alcalinizantes e 25% de alimentos acidificantes. Dependendo do organismo de cada um, esta proporção pode subir para até 90% ou 100% de alimentos alcalinizantes, e uma redução quase total dos acidificantes.

ALIMENTOS ALCALINIZANTES	ALIMENTOS ACIDIFICANTES
Frutas frescas	Refrigerantes
Frutos secos	Cerveja, vinho e outras bebidas alcoólicas
Amêndoas	
Vegetais frescos	Café
Espinafre	Chá preto
Figo	Açúcar
Inhame	Adoçantes
Lentilha	Amendoim
Melão e melancia	Trigo
Salsão	Massas
Azeite de oliva	Feijão
Milho Verde	Farinhas brancas
Abobrinha	Leite e produtos lácteos
Quiabo	Batata
Chuchu	Chocolate
Abacate	Carnes vermelhas
Óleo de peixe	Alimentos processados
Chá verde	Alimentos refinados
Raízes	Gorduras hidrogenadas
Grãos integrais	Óleos transgênicos
Brócolis	Arroz branco
Repolho	Aveia
Maçã	Milho
Mamão	Centeio
Limão	Marisco

ALIMENTOS ALCALINIZANTES	ALIMENTOS ACIDIFICANTES
Espargos	Ovos
Cebola	Alimentos em conserva
Damasco	Frituras
Tâmara	Fermentos
Toranja	Carboidratos
Uva	Temperos artificiais
Manga	Sal refinado
Castanha-portuguesa e castanha-do-pará	Bebidas com gás
Avelãs	Pão branco
Mandioca e mandioquinha	Vinagre

Apesar de nas famílias dos grãos e das castanhas existirem alguns acidificantes, isso não significa que não devem ser consumidos, pois trazem benefícios nutricionais. Eles devem é ser consumidos com moderação, conforme referido anteriormente. Outras formas da alcalinização:

- Meditação: respiração lenta e profunda, levando mais oxigênio às células, alcalinizando o sangue;
- Boa condição cardiovascular: frequência cardíaca baixa em repouso favorece a alcalose;
- Evitar o estresse: a rápida respiração em momentos de nervosismo favorece e acidose;
- Uso de antioxidantes;
- Água alcalina.

É fundamental ingerir água pura e limpa. Nós nascemos alcalinos e ao longo da nossa vida nosso corpo vai se tornando ácido, e, como já sabemos, o câncer ocorre em ambiente ácido. Como afirma o Dr. Manuel Pinto Coelho no livro *Chegar novo a velho*: "os melhores amigos da célula cancerígena são a acidez do nosso meio interno e o açúcar.".

Nosso corpo é composto principalmente por água (70%), portanto, o consumo contínuo de água é essencial para seu bom funcionamento. Mas sabe aquela água de torneira que você toma de vez em quando? Ela provavelmente está poluída e pode lhe fazer mal.

A grande maioria das fontes de água está poluída, já que o fornecimento público de água está cheio de contaminantes perigosos, fluoreto e fármacos. Portanto, essa água precisa ser purificada.

Segundo o já citado Dr. Manuel Pinto Coelho, existem quatro características principais que uma boa água deve ter, a saber:

- Ter um pH superior a 7,4;
- Ter uma tensão superficial baixa para poder subir melhor nos capilares;
- Ter mais substâncias antioxidantes que oxidantes na sua constituição;

- Ter as propriedades magnéticas que caracterizam a sua composição quando se encontra no subsolo, ou seja, uma água no estado mais puro possível.

ZERO AÇÚCAR, ZERO GLÚTEN E ZERO LEITE

As células cancerígenas consomem muito açúcar, como se fossem formigas ávidas e famintas. O metabolismo do açúcar fabrica ácido que vai ajudar na progressão do câncer.

O glúten é o grande causador de inflamações, e isso promove a progressão do câncer. Aquela macarronada, os pães, as bolachas devem ficar de fora de sua dieta, se você quer manter um estilo de vida anticâncer.

Por causa dos níveis de caseína, o leite de vaca é um dos alimentos ligados ao desenvolvimento do câncer. Os iogurtes protéicos a partir do leite em pó também são um veneno para a saúde porque criam inflamações e deterioram o sistema ósseo.

REIKI

Já foram mencionados os benefícios do Reiki na história do Sr. Baltazar, mas sublinhe-se que o seu uso foi ainda multiplicado no caso de minha mãe.

a história de violeta

Elisabete Farreca

"Quando tudo parecer estar indo contra você, lembre-se: os aviões não decolam com o vento a favor, mas sim contra!"
Henry Ford

A vida tem suas maneiras de nos provocar mudanças. No primeiro semestre de 2012 tomei uma decisão que anos antes não imaginaria que me faria feliz: deixei de trabalhar.

Era um período em que eu lecionava Marketing na Universidade Católica Portuguesa e dirigia a Escola de Estudos Avançados das Beiras, na função de diretora executiva. Só que me ausentar de casa por longos períodos, ao mesmo tempo que Jorge fazia viagens constantes a trabalho, ficava incompatível com a vida familiar que eu gostaria de proporcionar aos meus filhos.

Com um horário pouco flexível, além de não conseguir acompanhar Jorge em suas viagens, também era incapaz de me dedicar às crianças. Logo, decidi que dedicaria um ano inteiramente à família.

Talvez, quando declarei que me dedicaria à família, o Universo tenha entendido de outra forma. O fato é que, ao invés de me dedicar aos filhos, eu teria um ano dedicado à minha família de origem.

Foi em maio que minha mãe começou a se sentir cansada e sua análise de sangue acusou uma anemia. Ela era acompanhada por uma hematologista, há alguns anos, nos hospitais da Universidade de Coimbra, em virtude de três dos seus seis irmãos sofrerem de hemocromatose hereditária (doença caracterizada pelo excesso de ferro no organismo, nomeadamente no fígado, pâncreas, coração e hipófise, prejudicando o seu funcionamento). À época, fez uma colonoscopia sem anestesia que teve de ser interrompida devido às fortes dores que sentia, ficando, nesta altura, à espera que a chamassem para nova colonoscopia, dessa vez com anestesia.

O simples fato de viver mais uma vez a angústia da espera de um diagnóstico apertava meu coração. Tínhamos vivido o drama da doença da mãe do Jorge e estávamos recuperando o fôlego para enfrentar a vida com coragem, mesmo que não estivéssemos abatidos.

Como sempre, Dona Violeta tentava mostrar sua força, mas era derrotada por um estado de saúde que a enfraquecia a cada dia.

Conforme os meses foram avançando, fiz com que nossa convivência ficasse mais próxima, convidando-a para passar uns dias na praia com as crianças. Enquanto conversávamos, decidi: assim que voltássemos, faríamos uma colonoscopia para checar o que estava acontecendo.

Minha intenção era que resolvêssemos a questão da anemia de uma vez. Por isso, assim que agendamos, não notei que justamente naquele dia eu teria de fazer uma viagem a Lisboa. Sendo assim, minha irmã foi escalada para acompanhar minha mãe no que seria um exame de rotina.

Assim que saí do meu compromisso ao final da manhã, peguei o celular na bolsa. Para minha surpresa, havia inúmeras ligações da minha irmã em horários distintos.

Meu coração foi parar na boca e meus dedos tremiam. O que teria acontecido naquele curto espaço de tempo?

Liguei para ela, depois de respirar fundo, e ouvi sua voz embargada e com certa tristeza: "A mãe tem um tumor nos intestinos e tem que ser operada o mais rápido possível.".

Ainda me lembro de sentir as pernas bambearem antes de conseguir responder a ela. Aquilo parecia tão surreal e repentino que mal me dava tempo de pensar.

Logo, ela explicou que Dona Violeta tinha sido diagnosticada com um tumor de três centímetros no intestino e precisava remover com a cirurgia para não comprometer outros órgãos, e aí eu entendi a gravidade da situação.

Já tínhamos vivido dois casos de câncer na família, graves o bastante para que soubéssemos o quão debilitados os pacientes ficavam naquelas situações.

Enquanto pensávamos em buscar uma segunda opinião, a gastroenterologista nos alertava que não havia mais tempo. Como se minha mãe fosse uma bomba-relógio prestes a explodir.

Logo, a cirurgia foi marcada para 1º de outubro, dezesseis dias depois de ter sido diagnosticada com carcinoma do ângulo hepático do cólon.

Desde que meu pai tinha sido diagnosticado com o linfoma, eu pesquisava tudo o que podia a respeito da prevenção e cura do câncer, adquirindo todos os livros possíveis e imagináveis que poderiam nos ajudar a clarear um cenário nebuloso como aquele.

Ao mesmo tempo, achava importante falar com pessoas que tinham conseguido vencer a doença, e ia compilando informações valiosas que, cruzadas, traziam uma amostragem real, além de dados precisos do que realmente funcionava.

Eu não pensava em abandonar a medicina convencional – e nem era da opinião de que ela deveria adotar apenas as terapias complementares, mas via que, em paralelo, tais terapias poderiam ser eficazes contra diversos tipos de doenças.

Minha única certeza era de que o diagnóstico não poderia jamais ser uma sentença e que, embora meu pai tivesse sido marcado pelo linfoma e minha sogra pelo mesotelioma, o desafio de minha mãe era outro, já que cada organismo trazia informações diferentes, causas diferentes e reagia de maneira diferente aos estímulos e doenças.

Portanto, eu intuía que a abordagem também seria diferente com ela. Eu já tinha lido também alguns artigos científicos que desaconselhavam a cirurgia; no entanto, não existia qualquer condição naquele momento de abandonar a medicina alopática.

Me pegava pensando em como iríamos chegar aos médicos e pedir para que adiassem a cirurgia. Pensava, inclusive, na reação de meus irmãos e de meu pai.

Imagino que vivendo esse dilema médico, muitas pessoas não saibam o que fazer, e já vi casos de famílias que se recusaram a seguir prescrições médicas e foram censuradas por isso. Qualquer que seja o resultado, a questão é que todos fazemos o que acreditamos ser melhor para nossos familiares, independentemente da escolha.

Por causa de seu estado de saúde, decidimos modificar, em primeiro lugar, a alimentação. Embora ela estivesse resignada com a doença e tivesse aceitado sem qualquer drama, dizendo que tinha muita fé na cura, nosso medo residia em outra questão: meu pai.

Livre do câncer, Seu Baltazar tinha uma dependência emocional muito grande da minha mãe, e temíamos pelo pior: por um lado, a possibilidade da perda poderia levá-lo a um quadro depressivo, e por outro lado, o seu linfoma iria retornar à memória e então viveria tudo novamente. Daí que todos temessem a sua reação e escondessem o diagnóstico dele.

Embora eu soubesse que não podíamos mais adiar o momento de contar a meu pai o que estava acontecendo, todos preferiram esperar o casamento da madrinha de minha filha Beatriz, pois sabíamos que ele não teria condições emocionais de ir, caso estivesse abalado com a notícia.

Em 15 de setembro, no casamento de Inês e Bruno, fomos à cerimônia como se nada estivesse acontecendo. Embora com medo, minha mãe não demonstrava qualquer sinal de fraqueza ou a aparência de uma pessoa doente. Sabíamos o quanto ela precisaria de apoio nos meses seguintes, sobretudo de meu pai, que estaria ao seu lado durante todo o processo.

A festa foi marcada pela animação de Seu Baltazar, que dançou comemorando a vida, coisa tão rara, e o amor.

Mas esse entusiasmo todo passou logo. No dia seguinte, ele nos questionou, sem reservas. Queria saber de qualquer jeito o que estava acontecendo com minha mãe.

Eu sabia como o apoio familiar era importante, por isso não via a hora de explicar a situação e de envolvê-lo. Claro que a tarefa não foi fácil, mas acabei adotando a postura de que ele já tinha vivido sua doença. Era hora de focarmos em minha mãe e a apoiarmos para que ela encontrasse sua cura. Ele entendeu a nossa mensagem e foi sempre muito colaborativo, notadamente nas tarefas domésticas.

Era uma sexta-feira ensolarada quando levei minha mãe para ser internada, já aliviada porque meu pai sabia do seu diagnóstico e de seu tratamento.

Tínhamos combinado o seguinte: enquanto minha mãe estivesse internada, fazendo a cirurgia, meu pai ficaria na minha casa com as crianças, aproveitando um tempo com Dinis e a Beatriz.

No entanto, quando meu telefone tocou e a voz de Aida, minha ajudante do lar, ofegante, dizia que estava na emergência por conta de um acidente com Seu Baltazar, meu coração entrou em descompasso. Sem conseguir falar, ela pedia que eu fosse até lá. Meu nervosismo não me deixava sequer raciocinar. O que teria acontecido? Teria ele caído de uma escada enquanto podava alguma árvore? Alguma ferramenta com mau uso teria ferido ele?

Dirigi até o hospital, assustada, sem saber o que encontraria e, quando entrei, percebi que o cenário era infinitamente pior do que eu imaginara. Aida ainda estava na emergência, se recuperando do susto.

Quando se acalmou, explicou que meu pai tinha começado a podar algumas palmeiras em nosso quintal, até que subiu no nosso poço de água. Até então, parecia não ter perigo, exceto pelo fato de que ele teve a brilhante ideia de subir nas janelas de vidro do poço, que imediatamente se quebraram.

Aida tinha acabado de chegar e conversava com ele naquele momento, até que o viu desaparecer. Dirigiu-se correndo até o poço, quando percebeu que ele estava preso pela cintura, com metade do corpo para fora e as pernas suspensas em uma altura de doze metros. Em estado de pânico, agarrou o corpo de Seu Baltazar. Depois de um esforço intenso de sua parte, conseguiu tirá-lo dali e o levou ao hospital.

Enquanto ela narrava aquelas cenas de novela, eu mal podia acreditar em toda a sequência catastrófica de acidentes que tinham sucedido um atrás do outro. Era inevitável: de alguma forma, eu tentava entender o porquê daquele acidente ter ocorrido justamente naquele dia.

Fiquei ali, refletindo durante alguns instantes, boquiaberta, buscando entender a mensagem que o Universo queria nos enviar. Me perguntava se havia alguma lição para nós ou para meu pai naquilo tudo e tentava me recompor daquela aflição.

Embora o susto tivesse sido grande, sua situação não era tão grave. Tinha ralado as pernas e feito alguns cortes na barriga com o vidro que atravessou sua pele. Ele também teve hematomas nas costelas, pois fez força para não cair. Sabia que jamais sobreviveria, caso seu corpo escorregasse pelas paredes do poço cheias de musgo. Sem saber nadar, fatalmente teria um fim trágico no quintal da própria filha, depois de superar tantos contratempos em sua vida com cirurgias, doenças e acidentes.

Assim que entrei na emergência do hospital, nossos olhos se cruzaram. Ele estava numa maca, ainda no corredor, à espera de exames para se certificar de que estava tudo bem com seus órgãos internos.

Suas lágrimas foram inevitáveis e a cena foi de cortar o coração. Pedindo perdão pelo contratempo, ele revelou que o que o salvou foram os olhos azuis de Beatriz que lhe pediam que lutasse.

Ao contrário do que tínhamos feito antes, que era driblar meu pai acerca da notícia do estado de saúde de minha mãe, naquele momento eu imaginava o que diria para Dona Violeta, que estava aguardando a minha visita naquele horário.

Liguei para meu irmão que, mesmo em horário de trabalho, saiu para poder fazer companhia para meu pai durante um tempo, enquanto eu subia para esclarecer os fatos. Diante dos olhos da minha mãe, não pude mentir: disse que meu pai estava machucado, sem entrar em detalhes para não a preocupar.

Naquele momento, por ironia do destino, o drama maior era na emergência, onde meu pai era atendido. Os médicos que o acompanhavam agiam com cautela, pois percebiam que havia algo errado no abdômen, onde ele se queixava de dor. Não era para menos: além do histórico de violência na infância e trabalhos forçados, ele tinha sido submetido a algumas cirurgias na idade adulta, já que enfrentou tantas doenças. Além do mais, havia o tal acidente que tínhamos tido de carro anos antes.

Naquele dia, depois de ser analisado, felizmente não havia qualquer sequela mais grave e ele foi liberado, mesmo cheio de dores. Seus hematomas eram de um aspecto assustador, e como as queixas eram justificáveis, tentamos apoiá-lo na medida do possível para que resistisse, encorajando-o.

Mais uma vez, o Reiki trouxe alívio e cura para ele, que via os resultados surgindo após cada aplicação.

Ainda me lembro que, depois de ter enfrentado aquele dia inusitado, fui jantar com Jorge, como estava combinado fazia meses, para cumprir um compromisso a que não poderíamos faltar. Embora o nosso senso de urgência tivesse mudado drasticamente, as coisas estavam mais calmas no final do dia e pudemos ficar tranquilos. Entre mortos e feridos, salvaram-se todos, como diz o ditado.

A esperança de que minha mãe se recuperasse daquele inevitável acidente de percurso em seu caminho, que era o tumor, alimentava nossa alma e vibrávamos acreditando seguramente que após a retirada do tumor, ela ficaria boa.

Ansiávamos por respostas rápidas do sistema de saúde, que não era tão eficaz quanto desejávamos. Os procedimentos exigiam de nós o que se exige dos pacientes: paciência.

O tempo de espera do exame histológico, aquele que determina se o doente precisa de algum tratamento, além da cirurgia e que diria em qual estágio da doença ela se encontrava, trazia uma espera angustiante.

Além do desconforto e da insegurança que é para o doente e para a família aqueles dias de espera – vinte, em média –, há outro problema ainda maior: não raro os doentes oncológicos não têm essa disponibilidade de tempo e cada dia conta e muito.

A minha mãe foi submetida a uma hemicolectomia direita radical com anastomose totalmente mecânica – dito de forma acessível, foram retirados 30 centímetros do intestino delgado, com posterior emenda entre as duas partes do intestino, assegurando o seu normal funcionamento.

Para nosso alívio, a cirurgia e o pós-operatório estavam correndo bem. No entanto, como temíamos, em uma das conversas com o gastroenterologista, fomos informados de que haveria a possibilidade de ela precisar de quimioterapia. Como o tumor era grande e estava ali há algum tempo em contato com a parede intestinal, podiam existir metástases – ele avisou.

Respirei fundo e fiquei imaginando como seria a reação dela, caso viesse a enfrentar uma quimioterapia. Sabia que ela não era dada a dramas e faria tudo o que tivesse de ser feito, além da sua fé, que era enorme. Talvez essa fosse sua grande força, que a mantinha de pé, como se nada pudesse detê-la.

Por isso, ela não teve grandes dificuldades de enfrentar os dias que vieram a seguir. Como sempre havia enfrentado a vida, encarando a realidade de frente, ela não se deu por vencida e voltou a sentir-se forte para novamente ter sua vida independente.

Mesmo assim, quando recebemos o resultado do exame histológico, todos estávamos apreensivos, como se aquele resultado fosse determinante.

Para os familiares, que anseiam pela cura e para o paciente, que sonha ver a si mesmo curado, não há nada mais desanimador do que um resultado que contrarie as expectativas.

Vivíamos dias de esperança e acreditávamos que ela poderia ficar boa em breve. No entanto, palavras difíceis traziam uma complicação ainda maior e difícil de ser lida e digerida por todos: "Adenocarcinoma moderadamente diferenciado que invade de modo infiltrativo toda a espessura da parede e serosa... Imagens de invasão vascular linfática, venosa e perineural. Metástases em três gânglios linfáticos.".

O estágio era o "C" na escala de Dukes e grupo IV de Jass-Morson, e aquilo queria dizer que provavelmente minha mãe teria que seguir com o protocolo de quimioterapia.

Respiramos profundamente, na tentativa de encontrar paz nos corações que não estavam nada tranquilos com aquele resultado, e nos fortalecemos, juntos, acreditando que seria mais uma batalha que ela venceria.

Nosso desejo era transferi-la para o Instituto Português de Oncologia (IPO) do Porto, uma vez que conhecíamos o tratamento e a qualidade dos médicos que tinham acompanhado nosso pai.

Pedi ao médico de Viseu todo o processo da minha mãe, assim como uma carta dirigida ao oncologista que a iria acompanhar no Porto. Nessa carta, descrevia-se o histórico dela, desde a detecção da doença até a cirurgia efetuada.

Foi assim que, exatamente no dia 12 de dezembro, o tratamento de minha mãe se iniciou. Sabíamos que seria um total de doze ciclos de quimioterapias que seriam realizadas de vinte em vinte dias. Uma parte do tratamento estava sendo feita no IPO, a outra estava sendo em casa, através do cateter colocado no peito.

Enquanto esperávamos a quimioterapia, eu mergulhava nos livros para entender mais sobre o processo de cura, e mesmo tendo ouvido mais uma vez que a alimentação não era de suma importância, fizemos uma mudança brusca em seus hábitos alimentares.

Na estratégia de cura que montei para minha mãe, inseri o livro *Anticâncer*, de David Servan-Schreiber, que tinha iniciado durante a fase final do tratamento do meu pai, *A Verdadeira dieta anticâncer*, de David Khayat, e *Câncer – 50 coisas essenciais a fazer*, de Greg Anderson.

Hoje, não menosprezo o poder e a informação que um livro traz durante um tratamento, justamente por saber que, no processo de cura de meus pais, eles foram tão eficazes quanto espero que este seja para você.

O livro do Dr. David Servan-Schreiber, médico e neurocientista francês que foi diagnosticado com um tumor na cabeça aos trinta anos, era uma aula que me trazia uma nova realidade diante de meus olhos. Ele foi o grande responsável para que eu despertasse, desde o início, para a questão da alimentação.

Foi a partir daquele livro que soube, pela primeira vez, o quanto os "brancos" eram danosos para a saúde. Dessa forma, não pensei duas vezes em procurar evidências de que substituir batatas, eliminar açúcar, retirar massas e excluir farinha do cardápio eram, na verdade, um favor para a imunidade do paciente com câncer.

Além das substituições, comecei a incorporar no cotidiano de minha mãe a ingestão de água com o pH elevado, o consumo regular de chá verde até às dezesseis horas, a utilização da cúrcuma misturada com pimenta preta e azeite para temperar os legumes, o reforço do consumo de vegetais crucíferos e o consumo diário de suco de romã. Todo esse arsenal era utilizado religiosamente para que pudéssemos fortalecer o sistema imunológico dela e prepará-la para a fase da quimioterapia que viria a seguir.

Com o livro do Dr. David Servan-Schreiber em mãos, eu já sabia quais alimentos deveria privilegiar e o quais eliminar definitivamente da dieta. Me lembro também do quão importante foi a tomada de decisão e a consciência de que a cura e o veneno estavam dentro da nossa cozinha. A frase de Hipócrates, "que teu alimento seja teu remédio", era levada ao pé da letra dentro de casa.

Desde o dia do primeiro caso de câncer, fizemos algumas proibições. O refrigerante, que era até tolerado, passou a ser proibido. O açúcar virou o grande vilão e a carne vermelha sofreu uma redução significativa, assim como as massas e os pães brancos.

Ao mesmo tempo que fazia minha lista de alimentos que nos beneficiavam, lia o livro de David Khayat, médico oncologista francês, que reforçava de forma mais minuciosa muitos dos pressupostos defendidos por David Servan-Schreiber, bem como a importância de alguns suplementos alimentares, como o ômega-3, o selênio e o resveratrol.

E, por fim, o livro de Greg Anderson, sobrevivente americano de um câncer no pulmão, quando os médicos não lhe davam mais do que trinta dias de vida, e que desenvolveu, ele próprio, uma estratégia de combate à doença. Posteriormente, fez durante alguns anos uma pesquisa, com a ajuda de uma equipe de associados da Cancer Recovery Foundation, com cerca de dezesseis mil doentes oncológicos, que procurava identificar quais os pontos comuns a todos os sobreviventes e, assim, sintetizá-los em seu livro. As seis abordagens básicas que os sobreviventes têm em comum são: Médica, Nutrição, Apoio familiar, Exercício físico, Atitude e Espiritualidade.

Enquanto lia, eu observava quais eram as abordagens que nossa família tinha adotado e fiquei impressionada pela similaridade de nossas práticas – estávamos em um bom caminho.

Tínhamos cuidado e acompanhamento médico, estávamos envolvidos com a nutrição, tínhamos percebido a importância cada vez mais vital do apoio familiar e batíamos na tecla de como o exercício físico nos favoreceria na batalha contra a doença. Além disso, estávamos criando um conceito que, além da espiritualidade, estendia-se para terapias complementares, como o Reiki e a acupuntura, além de embasamentos científicos através da Física Quântica. Tínhamos a premissa de que o corpo tinha uma consciência própria e um funcionamento que poderia ser novamente restituído.

A estratégia de cura baseada nas premissas de Greg Anderson seria posta em prática na sua totalidade, não fossem as dormências que minha mãe sentia nos pés e nas mãos e que lhe retiravam a sensibilidade e o equilíbrio para o exercício físico, principalmente caminhadas. Antes de adoecer, ela praticava com alguma regularidade exercícios físicos, como ginástica e natação, com um grupo de amigas da mesma faixa etária.

Sempre que estávamos diante do jovem oncologista que tratava minha mãe, eu disparava a falar. Contava-lhe sobre os suplementos e as terapias complementares e embora ele nunca questionasse, também não parecia ter interesse pelo assunto.

Sempre que tínhamos a oportunidade, eu e Jorge interpelávamos os médicos, perguntando sobre a alimentação ou dizendo aquilo que tínhamos descoberto, na tentativa de entender a opinião de cada um deles. Em raras ocasiões, eles se dispunham a compartilhar ideias ou abrir a mente a respeito do assunto, e eu confesso que, se eles apenas sugerissem um profissional de nutrição, eu já sentiria uma ponta de esperança.

Eu observava, perguntando a mim mesma o porquê de não valorizarem a questão da alimentação, tão importante na cura, e ficava entristecida pois, mesmo em casos de cânceres causados pela má alimentação, como o da minha mãe, não se falava em qualquer medida relacionada aos hábitos alimentares.

Sei que é comum os médicos dizerem aos pacientes para comerem o que quiserem durante o tratamento, como se o fato de estarem com a doença fizesse com que precisassem de algo para compensar o sofrimento com doses generosas de açúcar.

A utilização das seis estratégias para a cura de Greg Anderson foi fundamental no início e durante os tratamentos de minha mãe. O resultado que todos esperávamos era a cura, e ter um caminho bem definido até lá fez toda a diferença.

É comum encontrar doentes e familiares de pessoas com câncer que se sentem como cegos em um tiroteio. Eles desconhecem os benefícios do novo estilo de vida e incorporam hábitos nocivos à saúde, sem entender que estão agindo contra o processo.

Costumo dizer que são as coisas simples que determinam o rumo de uma história. Embora pareçam simples, dificilmente as pessoas dão a atenção que lhes deveria ser destinada.

Assim como a minha sogra não parecia se importar com um pedaço de bolo, a maioria das pessoas age da mesma forma, alimentando o câncer ao chegar em casa, dia após dia, para querer atacá-lo com químicos fortíssimos.

Eu sabia que o reforço do sistema imunológico era imprescindível, e com a aproximação do início da quimioterapia, era urgente o seu reforço para minimizar o impacto negativo daquela terapia.

Quinze dias antes do primeiro ciclo de quimioterapia, começamos a acupuntura, que é um método cientificamente comprovado para a redução de muitos dos sintomas causados pelo câncer ou pelo seu tratamento. Eu sabia que era um complemento vantajoso e eficaz quando o tratamento convencional fosse ineficiente ou produzisse efeitos indesejáveis.

A acupuntura foi eficiente e as sessões eram frequentes, já que sabíamos que estávamos agindo em favor de minha mãe. Ao mesmo tempo, a terapia da medicina chinesa era capaz de minimizar os efeitos colaterais da quimioterapia, como os vômitos e as náuseas, reduzindo a dor e a fadiga, e equilibrando o lado emocional do paciente.

Dessa forma, minha mãe não teve vômitos ou náuseas durante o tratamento. Ao mesmo tempo que seguíamos à risca uma alimentação anticâncer, seus hábitos estavam incorporados em seu dia a dia como se sempre tivessem feito parte dele.

Um copo de suco de romã pela manhã era sagrado, assim como os sucos vitamínicos com cenoura, beterraba e maçã, chá verde japonês *sencha*, o consumo de crucíferas temperadas com azeite, pimenta preta moída na hora e cúrcuma. O açúcar refinado foi substituído por açúcar mascavo, o arroz e todas as massas brancas foram substituídos por integrais, assim como o pão. O leite consumido passou a ser o vegetal em detrimento do de vaca e houve uma redução no consumo de carnes vermelhas, privilegiando o consumo de peixe. A água consumida passou a ser a que tinha um pH mais elevado (9,5) e houve também um incremento de frutos vermelhos, atemoia, aspargos, cogumelos, gengibre nos temperos, *goji berry* e linhaça dourada moída na hora.

Os suplementos vitamínicos utilizados foram o ômega-3, o resveratrol, os probióticos, a spirulina havaiana, o selênio, um complexo vitamínico à base de cogumelos (Reishi, Maitake e Shitake) e um fitoterápico de medicina tradicional chinesa.

Toda essa suplementação parecia surtir efeito na disposição da minha mãe. Ao mesmo tempo que ela eliminava toxinas, equilibrava o intestino e inibia as células tumorais, parecia mais disposta para seus afazeres diários.

Como eu já tinha partilhado experiências com doentes de câncer, sabia exatamente o funcionamento de cada suplemento e a ação de cada um. As bibliografias e estudos científicos comprovavam que, de fato, funcionava.

Na época, eu ainda não sabia que poderia recorrer a um nutricionista funcional especializado que pudesse fazer uma avaliação integrada e que prescrevesse uma dieta em função das necessidades da minha mãe. Mesmo assim, agíamos com base nos estudos compilados, e o mais importante era que ela estava absolutamente aberta a receber nossas instruções.

Durante todo o tratamento, a única quimioterapia que não pôde ser feita aconteceu na décima primeira vez, pois seu sistema imunológico estava debilitado.

Sabíamos também que ela precisava relaxar, dormir e dar tempo para que o corpo assimilasse tudo aquilo que estava acontecendo naquele momento. Hoje, sei que o impacto emocional da notícia da doença, aliado ao corre-corre para que o tratamento aconteça, gera uma situação de estresse que atrapalha o andamento de tudo. Embora agíssemos com a acupuntura, era no dia a dia que ela enfrentaria seus piores fantasmas, quando percebesse seu corpo perdendo forças ou sentisse os efeitos da quimioterapia.

Um deles era o formigamento das mãos e dos pés, o que a fazia ter que usar luvas para abrir a geladeira. O desconforto era acentuado porque era uma sensação inédita em sua vida.

A única recomendação do oncologista era de que não déssemos a ela suco de romã na véspera e nos dias seguintes à quimioterapia. Segundo ele, aquele composto poderia influenciar a eficácia do tratamento.

Eu observava a atitude de minha mãe e a admirava por permanecer forte, sem se curvar perante a doença. Ela era, mais uma vez, um exemplo de retidão, coragem e aceitação, que a fazia encontrar forças internas para aquele combate.

Lembro que sempre antes de sairmos para o médico, via minha mãe arrumada, como se estivesse indo para algum evento importante. Olhar-se no espelho e reverenciar a si mesma era como um exercício de aceitação e de valorização do próprio corpo, que passava por transformações. Mesmo com tais transformações, quando se arrumava, ela nitidamente se empoderava e parecia melhor. Dizem que o cérebro tem um mecanismo próprio para nos fazer sentir bem, e algumas pesquisas no campo da neurociência apontam que, quando nos vestimos e nos comportamos para transparecer um bem-estar, é como se nossa postura interna se esforçasse para acompanhar aquela transformação externa. Por isso, mesmo que parecesse um simples batom, maquiagem ou uma roupa, era a postura de confiança que ela experimentava, fortalecendo seu espírito de diversas maneiras.

O apoio da família continuava sendo frequente. Não queria que ela se preocupasse se teria roupas para lavar, casa para arrumar, jantar para fazer. Essas tarefas eram delegadas na maioria das vezes, porque considerávamos de vital importância que ela descansasse entre os tratamentos, já que não poderia ficar fraca para a etapa seguinte.

Por isso, os filhos se engajavam na rotina doméstica de minha mãe, assim como a minha tia Conceição, irmã de meu pai, que sempre foi presença constante na casa deles. O meu pai ajudava a cuidar das refeições e os netos traziam o tempero especial, que eram o amor e carinho – temperos que davam a ela vontade de viver.

Costumo dizer que as crianças da família têm o poder de despertar a coragem, a esperança e a alegria dos doentes, que passam a enxergar uma possibilidade de futuro e sentir uma nova faísca de ânimo para enfrentarem a vida.

Além da proximidade com os netos, ela estava sempre amparada por sua fé, que era inesgotável. Era admirável sua fé em Deus, em sua Santa protetora, Nossa Senhora de Fátima, e em todos os anjos e arcanjos que a protegiam.

Desde sempre eu estava habituada a vê-la envolvida com a religião e com a espiritualidade. Ora em suas orações, ora nos agradecimentos. Sabia que a fé era transformadora e podia trazer milagres e bênçãos.

A fé anda de mãos dadas com a Física Quântica, que hoje comprova que as ondas emitidas pelo cérebro, quando estamos sintonizados com alguma crença ou religião, são capazes de transformar nossa biologia e aumentar nossa frequência vibracional, que é tanto maior quanto maior for o nosso estado de amorosidade, alegria e positividade perante a vida. Dessa forma, quem tem fé sempre se coloca em estado de prontidão para receber bênçãos, acredita num panorama positivo e consegue transpor as barreiras do negativismo, do vitimismo ou do medo.

Seu otimismo era notável, e quando ela dizia, com um sorriso no rosto, "meus anjinhos irão me ajudar", era a postura de quem realmente acreditava e via a si mesma como estaria nos meses seguintes: completamente curada.

Foram esses os ingredientes que puderam tornar suportável o insuportável e hoje poder compartilhar essa história de força, fé, coragem e superação, inspirando pessoas ao redor do mundo a acreditarem que diagnóstico não é sentença e que é possível sobreviver ao câncer e ainda ter uma excelente qualidade de vida após a doença.

Mais uma página virada em sua vida.

ASPECTOS RELEVANTES NO TRATAMENTO

No caso de minha mãe, além da alimentação alcalina já mencionada anteriormente, do uso dos superalimentos e suplementos, que descreveremos na segunda parte do livro, realçamos aqui apenas aqueles aspectos que julgamos diferenciadores em seu processo de cura.

A POSTURA PARA ENFRENTAR A DOENÇA

Em algumas partes do mundo, existe uma revolução na maneira como vemos a doença e a saúde. Embora muitos médicos e instituições ainda não estejam preparados para identificar e incorporar rotinas diferenciadas aos tratamentos, é nítido como pacientes podem se recuperar mais rapidamente, quando estão com uma postura positiva para enfrentar a doença.

Desde o início do tratamento de minha mãe, tínhamos como objetivo que ela fortalecesse a esperança, o otimismo, o bom humor e a espiritualidade. Sabíamos que com condições emocionais favoráveis sua resposta ao tratamento seria diferente.

As pesquisas apontam que doentes apoiados em algum tipo de fé conseguem manter a esperança na recuperação e apresentar prognósticos melhores. Quando os efeitos da espiritualidade são sentidos, reduz-se a ansiedade, a depressão e a dor do paciente.

Na prática, isso funciona da seguinte forma em nosso cérebro: a primeira reação da notícia do diagnóstico da doença é processada da mesma maneira em todos indivíduos. O que é determinante, é a intensidade e o significado que cada um dá às emoções experimentadas.

A neurocientista Lúcia Willadino Braga afirma que, quando existe otimismo e uma postura positiva, a doença deixa de ser o foco, e quando isso acontece, a recuperação é acelerada e o paciente fica menos tempo internado, retornando às suas atividades mais rapidamente.

Por isso, é preciso fortalecer o espírito para que o corpo se recupere.

A fé atua em diversas áreas cerebrais, e principalmente no sistema límbico, responsável pelas emoções. Ela reforça o sistema imunológico e previne diversas doenças.

Existem pesquisas com ressonância nuclear magnética funcional que demonstram áreas específicas do cérebro que se "acendem" durante orações ou meditações. Entretanto, apesar de os recursos tecnológicos terem registrado inusitados mecanismos da fisiologia cerebral, principalmente na área das emoções, ainda há muito para se descobrir sobre o assunto.

ACUPUNTURA

Conforme fui pesquisando, fui entendendo mais sobre a medicina chinesa e entendi que a acupuntura modula neurotransmissores envolvidos no mecanismo fisiológico da dor e de disfunções diversas, regulando circuitos neurais e ajudando na redução dos medicamentos. Por isso, a diminuição dos sintomas.

Nas terapias anticâncer, a acupuntura é eficaz porque acaba diminuindo sintomas como vômitos, constipação, boca seca, sofrimento psíquico, insônia e retenção de líquido.

Atualmente, em muitos hospitais – como o Albert Einstein em São Paulo, o Hospital das Clínicas de Porto Alegre e muitos outros – é utilizada como tratamento complementar ao tratamento do câncer em pacientes internados ou não.

Na visão da medicina chinesa, através da acupuntura, o câncer, em si, é mais um sintoma. Pessoas com diagnósticos ocidentais iguais podem apresentar diagnóstico na medicina chinesa diferentes: ao se avaliar uma pessoa sob os princípios chineses tradicionais, leva-se em consideração toda sua história, seus sintomas e seus sentimentos, individualizando o tratamento.

A redução dos sintomas, efeitos colaterais, otimização da resposta do organismo ao tratamento, melhora da imunidade, melhora da sensação de bem-estar, alívio dos sintomas, alívio nas dores geradas pelo tratamento, entre outros, também são constatados e validados pela medicina alopática.

a história de maria

Elisabete Farreca

"Na província da mente,
o que se acredita ser verdade
ou é verdadeiro ou
se torna verdadeiro"
John Lilly

Dona Maria do Espírito Santo está quase completando 81 anos e é exemplo vivo de uma verdadeira força da natureza. Depois de uma meningite que quase lhe roubou a vida há seis anos, viu-se perante um novo desafio. Em outubro de 2017, recebeu o diagnóstico de uma neoplasia colorretal em estado muito avançado e já com metástases hepáticas. Apesar da idade, sempre mostrou uma abertura incrível a todos os caminhos que lhe eram propostos, dos tratamentos complementares à suplementação e às drásticas alterações em sua alimentação.

É uma história de superação que não poderia deixar de ser partilhada. A idade não a fez desistir, e ela reagiu ao diagnóstico com a determinação que muitas pessoas com a metade de sua idade não têm. Jamais acreditou que aquela era uma sentença de morte e abraçou o desafio com todas as suas forças. Já a acompanho há mais de seis meses e nunca presenciei uma lágrima ou a encontrei deprimida. Sequer se vitimiza por conta da idade. Para mim, Dona Maria é uma fonte de inspiração.

Tudo começou em janeiro de 2017, quando as forças começaram a faltar e o peso, a diminuir (quatorze quilos em nove meses), mas ainda assim durante todo esse período não partilhou o seu sofrimento com seus filhos, pois não queria preocupá-los, muito menos à sua filha Estela, que vive em Sidney. Apesar de os filhos mais velhos viverem perto dela, também eles não se deram conta de que algo muito grave acontecia com a mãe. E assim foi passando o tempo, até que foi feita a colonoscopia que ditaria o diagnóstico. Foram nove meses de sintomas durante os quais nada foi feito para reverter a situação.

Certo dia, Estela telefonou contando que sua mãe estava muito doente e que precisava de minha ajuda em relação às alterações alimentares. Em paralelo, seus irmãos Tó e Zé e sua cunhada Bela me procuraram para que eu compartilhasse com eles a experiência que tinha tido com os meus pais, e juntos montamos uma estratégia para fortalecer o sistema imunológico de Dona Maria. Nos primeiros dias, Dona Maria não tinha a percepção da gravidade de sua doença, tampouco seu marido, mas logo insisti com os filhos para que não ocultassem nada dela, para que os envolvessem desde logo nesse processo. Quem não tem essa consciência não se responsabiliza pelas mudanças que precisam ser feitas, não se compromete e, como consequência, os resultados também não aparecem.

Poucos dias depois, fui à casa da Dona Maria e levei comigo um saco com alimentos saudáveis. Passei uma tarde explicando a ela o que era importante fazer de imediato.

A Dona Maria sempre esteve no epicentro da família, sempre assumiu o controle das situações mais complicadas pelas quais a família passou, e é por isso que a notícia da doença caiu como uma bomba, já que, apesar da idade, os filhos nunca esperam perder seus pais, principalmente a mãe, seu pilar, seu porto seguro. Perder a mãe é perder os sabores da infância, o aconchego na noite escura, é perder o sussurar no ouvido que nos tira o medo; perder a mãe é perder parte de nós, para sempre.

Foi o amor que os filhos nutrem por essa mãe que os levou a pedir segunda e terceira opiniões em diferentes hospitais. A resignação perante um diagnóstico desprovido de esperança não era opção, e depois de equacionarem bem o que seria melhor para a Dona Maria, eles optaram pelo Instituto Português de Oncologia (IPO) do Porto.

O protocolo seria quimioterapia durante cerca de três meses, e depois, com o tumor já reduzido, seria feita a cirurgia. Em janeiro, começou a quimioterapia e com cinco sessões. Durante todo esse período ela não teve náuseas, vômitos, queda de cabelo ou qualquer mal-estar que a impedisse de dar continuidade às suas tarefas diárias, como cozinhar, passar roupa ou bordar.

Pouco tempo depois de ter o diagnóstico, Dona Maria alterou seus hábitos alimentares, eliminando os "brancos", como a farinha refinada, o açúcar, o arroz e os laticínios, reduzindo bastante o consumo de carnes vermelhas e introduzindo superalimentos, além da suplementação, dos florais, e de começar a fazer ozonioterapia e acupuntura.

Apesar de ter sido dada a possibilidade de fazer os tratamentos na sua cidade, os filhos optaram pelo IPO do Porto, pois lá a perspectiva de sucesso era maior. Assim, com deslocamentos semanais ao Porto para consultas, exames e quimioterapia, e viagens semanais a Coimbra, para os tratamentos de ozonioterapia, Dona Maria fez mais de 450 km por semana. Somente a acupuntura é que era feita na sua cidade. Seria muito mais cômodo para ela ser tratada em Viseu, assim como para quem a acompanha, mas para os filhos e para a nora de Dona Maria o diagnóstico não é e nunca foi sentença, e resignação não é palavra que consta em seu cotidiano. Sei que eles iriam até ao fim do mundo para ter a sua mãe por perto durante o maior tempo possível. Não podemos ignorar também que se não fosse a força, a motivação e a coragem dessa senhora, assim como o amor do Zé do Mário, seu marido, que a acompanha em todas as viagens, nada disso seria possível.

Para que todos estivessem a par da evolução da saúde de Dona Maria, os filhos criaram um grupo no *WhatsApp* em que me incluíram. Com esse grupo, era possível que todos pudessem acompanhar as informações em tempo real, e assim saber o passo a ser dado a cada momento. No entanto, mais do que o mero acompanhamento da informação, a existência desse grupo criou uma corrente de fé e esperança entre todos os seus membros, e isso foi de extrema importância para que todos acreditassem e a fizessem acreditar que uma reversão da doença seria possível, apesar da idade e da gravidade do diagnóstico.

Dona Maria continua a ter autonomia, fazendo todas as suas coisas, mesmo em um ritmo menor. Algumas vezes sente dor, mas continua motivada como há seis meses. O composto quimioterápico foi alterado ao fim da segunda sessão, em virtude da redução do tumor e do desaparecimento de um cisto que tinha em sua barriga.

Independentemente do que o futuro reserva para Dona Maria e de qual será o desfecho da sua história, para mim ela é uma grande vencedora. Por todas as alterações que ela teve que fazer em sua vida, por toda a força, a motivação e a garra para vencer a doença, ela merece todo o nosso respeito e reconhecimento, e espero que a história dela seja fonte de inspiração para todos os jovens e os menos jovens que enfrentam hoje desafios relacionados à falta de saúde.

ASPECTOS RELEVANTES NO TRATAMENTO

ABRAÇAR O DESAFIO

Muitas vezes, vemos pessoas com certa idade que acreditam que estão no fim da vida. Elas desanimam, mesmo que não sejam diagnosticadas com uma doença.

Uma das coisas mais comoventes no caso de Dona Maria foi vê-la abraçando o desafio de comprometer-se com a vida, aos quase 81 anos, idade em que muitos acabam perdendo a fé no tratamento e na cura.

Seu caso mostra que existe uma força – que podemos chamar de energia invisível –, que movimenta o paciente em direção à cura, quando ele resolve aceitar o diagnóstico e comprometer-se ativamente com seu estado de saúde.

É dessa predisposição de estar lado a lado com as possibilidades que eu quero falar agora.

Você já conheceu pessoas pessimistas ou que desistem de algo antes mesmo de tentar? As estatísticas mostram que o resultado apresentado por essas pessoas é sempre menor, se comparado ao resultado daquelas que, mesmo considerando difícil o desafio, entram com uma energia diferente em ação.

A energia colocada em prática muda tudo. Quando eu falo que o doente de câncer deve abraçar o desafio, a imagem de uma senhora de 80 anos me vem à mente. Uma mulher que inventa mecanismos criativos para fazer o que precisa ser feito, que dá um jeito de colocar aquele ingrediente que vai fazer bem para ela, criando uma receita original para comer com gosto. Uma pessoa determinada a alcançar seus objetivos, mesmo que todas as condições possam não parecer favoráveis a ela.

Quantas vezes você já abraçou um desafio? Quantas vezes se viu diante de situações totalmente inesperadas e arrancou de dentro de você uma fé que não sabia que tinha, procurou pessoas para ajudá-lo com conselhos ou determinou que o rumo de sua história seria diferente do que é para a maioria das pessoas?

Quantas vezes decidiu que iria fazer o possível e o impossível para contrariar as estatísticas? Que buscaria alternativas para fazer aquilo que era necessário fazer, mesmo que existisse algo parecendo impedir que aquilo pudesse ser feito?

Convido você, se tiver algum familiar que tenha recebido o diagnóstico da doença, a tocar o coração dessa pessoa para que ela sinta esperança e vontade de viver. Se o paciente acreditar que é possível modificar aquilo que parece irreversível, ele está dando um grande passo em direção à cura e criando um verdadeiro exército de aliados dentro de si, aliados que respondem ao comando da mente.

A força transmitida por um familiar é tão grande que pode ser determinante quando o paciente está fragilizado.

Hoje, sabemos que na maioria das vezes o diagnóstico pega o indivíduo de surpresa e nubla seus pensamentos. Somos bombardeados pelas notícias de que pessoas foram derrotadas pela doença e muitos ficam sem esperança para enfrentá-la.

Abraçar o desafio é considerar as possibilidades diante de um momento em que tudo parece conspirar contra você. É abrir o coração com coragem, para entender que existem caminhos desconhecidos para a maioria das pessoas, mas que podem fortalecer a sua jornada.

OZONIOTERAPIA

Hoje, a ozonioterapia está sendo difundida pelo mundo como um tratamento auxiliar para diversas doenças, inclusive para o câncer.

Meu pai, a propósito, dez anos depois de seu diagnóstico faz uso da ozonioterapia como terapia auxiliar. A ozonioterapia é basicamente a base de uma mistura de ozônio e oxigênio, gases presentes na atmosfera terrestre, que tem como princípio ativo o oxigênio nascente. Esse oxigênio é capaz de matar bactérias, células doentes e restaurar tecidos rompidos. O ozônio é considerado um dos oxidantes mais potentes, além de ser muito poderoso na ação de germicida.

Essa funcionalidade do ozônio foi descoberta na Alemanha, durante a Primeira Guerra Mundial. Isso porque os médicos alemães utilizavam essa técnica para combater os germes na pele humana, adquiridos com ferimentos de batalha. Anos depois, a prática da ozonioterapia ganhou mais adeptos, sendo utilizada em cirurgias e outros procedimentos médicos.

Em relação ao câncer, ela foi testada na Inglaterra, inicialmente em ratos, em 2008, tendo como resultado a diminuição drástica das metástases.

A ozonioterapia pode ser utilizada em casos de problemas de circulação e de doenças virais, como hepatites. O ozônio vai ao encontro do vírus, quebrando suas membranas e dissolvendo-o no organismo, o que faz com que o corpo reaja e crie anticorpos para eliminá-lo do organismo.

São muitos os possíveis benefícios do ozônio no tratamento do câncer, a saber: estimula o sistema imunológico, purifica o sangue, normaliza a produção hormonal e enzimática, reduz a dor, elimina as toxinas causadas pela quimioterapia, melhora a circulação sanguínea e, consequentemente, o transporte do oxigênio às células, estimula a regeneração dos tecidos normais e inibe seletivamente o crescimento das células neoplásicas.

FLORAIS

As essências florais foram descobertas por um médico inglês chamado Edward Bach, que descobriu a natureza curativa das flores e dedicou sua vida aos estudos, para concluir que, para se obter a cura, as pessoas precisam se apegar a um objetivo e acreditar em um ideal.

Para encontrar a harmonia interna, Bach descobriu que as flores podem libertar sentimentos negativos acumulados na alma humana. Assim, detectou as emoções negativas que desequilibram e desarmonizam o ser humano: solidão, medo, desespero e indecisão.

Os florais agem fazendo com que todas as energias e sentimentos negativos, como a angústia, tensão e outras mais se dissolvam, fazendo com que o físico recupere seu equilíbrio natural, tornando-se mais saudável.

No caso de Dona Maria, foram prescritos por uma terapeuta floral, uma composição de florais específicos que permitem perdoar e esquecer injustiças do passado, proteger contra influências externas do passado e do presente, entender o porquê do sofrimento e encontrar uma saída, trazer força para vencer os obstáculos, restabelecer a autoconfiança e reduzir a ansiedade, o medo e a preocupação com algo que ainda vai acontecer.

O floral também age tratando a causa das doenças, uma vez que o tumor é o sintoma. Se o sistema de defesa do organismo está fortalecido ou preparado para combater as células cancerígenas, haverá sucesso.

As essências de Bach são usadas para tratar a causa mental e emocional da doença, pois os florais são compostos por energias específicas extraídas das flores, que alteram o padrão vibracional dos pacientes.

Com algumas gotas diárias, as pessoas podem potencializar a cura. Como sempre digo, todas as terapias complementares podem auxiliar na prevenção e na cura da doença, sendo que o paciente não pode deixar de fazer o tratamento com a medicina convencional. Os florais de Bach são auxiliares que agem nas emoções, ajudando a superar a doença. O estado emocional de cada paciente é o que faz com que a sua melhora seja rápida e eficaz.

2

o que
aprendemos
com o
congresso
vida sem câncer

o câncer

"Não tomeis nada, mas comei bem,
respirai bem, trabalhai bem,
dormi bem e, sobretudo pensai bem"
Omraam Mikhael Aivanhov

Desde o dia em que enfrentamos o primeiro caso de câncer na família, começamos a buscar obsessivamente toda a literatura disponível para entender melhor aquela terrível doença. Quanto mais estudávamos, mais fontes de informação surgiam e mais entendíamos como havia muitas crenças e mitos infundados em torno do assunto.

"O melhor tratamento para uma doença é não a adquirir". Estar diante da doença, principalmente quando se trata de pessoas pelas quais temos um laço afetivo, é desafiador. Precisamos saber filtrar as informações que recebemos, embora não sejamos abastecidos de informações por todos os médicos envolvidos no processo.

Ao longo do tempo fizemos descobertas que nos levaram a criar o congresso online *Vida sem câncer*. Nesse Congresso, realizado em outubro de 2015, tivemos acesso a uma riqueza de material, proposta por outros palestrantes, profissionais que pesquisam o tema há muito tempo e que contribuíram com seus conhecimentos. Você pode acessar as palestras subscrevendo a área de membros em **vidasemcancer.com**.

As previsões da OMS para 2018 apontam para dezoito milhões de novos casos e 9,6 milhões de mortes por câncer, sendo essa a segunda causa de morte – um em cada seis – logo após as doenças cardiovasculares.

A tendência é crescente, prevendo a OMS que, em 2040, tenhamos 29,5 milhões de novos casos por ano. Essa realidade é preocupante, mostrando que há muito o que fazer, quer na prevenção, quer na forma como tratamos a doença, dada a pouca eficácia que os métodos tradicionais, por si só, mostram.

Você deve conhecer dezenas de pessoas que já tiveram câncer. Em sua família, certamente existem ou existiram casos. E, sempre que eles surgem, levanta-se aquele fantasma da desesperança, e o medo da hereditariedade.

Dr. Lair Ribeiro costuma dizer, em seus livros e palestras, que o câncer é um mensageiro que diz: "Já está na hora de mudar de vida." Ele afirma que "não existe adoecimento sem desnutrição". Qualquer adoecimento tem um componente nutricional, principalmente minerais e vitaminas.

Quando um doente está com câncer, esse é um sinal de alerta para o seu nível mais baixo de energia. De acordo com o Dr. Bernie Siegel, professor da Universidade de Yale, nos Estados Unidos, seu sistema imunológico vai cair mais de 90%, apenas com o diagnóstico de câncer. A questão é que muita gente perde a esperança e desiste antes mesmo de entrar em campo. Jogam a toalha e não se dão conta de que estão diante da oportunidade sagrada de mudar as próprias vidas.

O que precisamos entender de uma vez por todas é que um câncer não entra num corpo saudável; por isso, vale mais prevenir do que curar.

Para haver cura são necessários uma dieta alimentar e um cuidado mental além da intervenção médica. Precisamos entender que muitas vezes a doença pode ser uma bênção em nossas vidas.

Carl Jung dizia: "Aqueles que não aprendem nada sobre os fatos desagradáveis de suas vidas forçam a consciência cósmica que os reproduza tantas vezes quanto seja necessário, para aprender. O que negas, te submete. O que aceitas, te transforma." Ou seja: a aceitação do processo é fundamental para que haja uma transformação interna no paciente.

Por isso, a decisão de ser saudável é exclusivamente sua. Não importa quantos casos de câncer existam na sua família, você não será o próximo, se não quiser.

Tome as rédeas de sua vida e comprometa-se com sua saúde física, mental e emocional. Assumir o controle da própria vida é isso. É entender que você é responsável pelo seu processo.

A questão é que as pessoas atacam o sintoma e não criam um ambiente saudável para que o câncer não se desenvolva. As pessoas continuam contaminadas.

Não se trata de eliminar o tumor. Trata-se de encontrar a raiz e mudar sua condição de saúde. Trata-se de entender que estresse mental e emocional também prejudicam sua vida. Trata-se de entender que o amor próprio e a autoconfiança são fundamentais para a autocura, e que é necessário desenvolver essas qualidades para o processo.

Decida viver uma vida sem câncer. Pare de cometer suicídio inconsciente. Pare de ser seu inimigo e de entupir seu corpo com pensamentos tóxicos, comidas tóxicas e entulhos físicos e emocionais.

NÃO DESISTA DE VOCÊ

"Se eu fosse diagnosticado, eu iria procurar saber qual o tipo do câncer e quais são as alternativas de tratamento. Eu preciso saber qual o órgão e qual o estágio. Eu tenho que equilibrar e balancear, procurar médicos que tenham visões complementares. Profissionais que pensam de maneira diferente. A decisão de como vou me tratar é minha. Não é do médico ou da minha família. Eu vou escolher o que é bom para mim."
Dr. Carlos Braghini Jr.

É primordial que todo paciente, em primeiro lugar, não desista de si mesmo. Dona Adelina seria um caso clássico que poderia ter sido vítima fatal da doença, se não tivesse despertado para a importância de se tomar nas mãos o próprio controle.

Naquele dia que a confrontamos, ao perguntar se ela preferia se deitar e fazer-se de vítima do mundo, esperando a morte, ou levantar e lutar pela vida, ela despertou para o fato de que não queria desistir. Não queria morrer pois, afinal, amava viver.

Foi então que ela incorporou uma nova atitude e um novo comportamento, percebendo que a cura dependia dela.

As ferramentas podem ser diversas, mas o paciente é quem deve estar atento ao fato de que ele deve acreditar, em primeiro lugar que a cura é possível. Se o jogador desiste do jogo antes de entrar em campo, as chances de derrota são infinitamente maiores do que se ele entra acreditando que vai vencer. As crenças relacionadas ao desafio que se vai enfrentar precisam ser fortalecidas e todos os bloqueios identificados também precisam ser transpostos.

Para se ter uma ideia de como nosso sistema de crenças funciona, a mais velha professora de ioga do mundo, Tao Porchon-Lynch, tem cem anos. Ela diz e acredita que tudo que precisamos está dentro de nós. Se sabemos onde está o poder para nos capacitar a fazer qualquer coisa, iremos atrair tudo que é preciso. Através de seu trabalho, ela inspira milhares de pessoas no mundo dizendo que o segredo para a longevidade é se manter ativo e acreditar que existe uma força interna capaz de nos fazer transpor qualquer barreira. Porchon-Lynch dá aulas todos os dias e tem um vigor físico que impressiona seus alunos.

A primeira coisa que é preciso entender, independentemente do tratamento, é que, se você desistir da vida, ela desistirá de você. "**Não desista de você**" deve ser um mantra para que você se comprometa consigo mesmo durante essa jornada de cura, autoconhecimento e transformação. Ame a sua vida.

COMO O CÂNCER SE DESENVOLVE

Segundo o Dr. Otto Warburg, a falta de oxigênio nas células e a acidez são as causas primária do câncer.

As células normais queimam oxigênio e glicose para produzir energia e libertam dióxido de carbono. As células saudáveis funcionam aerobicamente na presença de oxigênio suficiente. Nenhuma célula anaeróbica, como a do câncer, pode florescer, replicar-se ou sobreviver em ambiente rico em oxigênio.

Perante a falta de oxigênio, as células sofrem mutação e sobrevivem através da fermentação de açúcar, liberando principalmente ácido e monóxido de carbono ao invés de dióxido de carbono. Essas células funcionam anaerobicamente sem qualquer oxigênio. O câncer desenvolve-se neste ambiente de pouco oxigênio e baixo pH.

A células anaeróbicas trabalham mais arduamente do que as células aeróbicas para produzir energia a partir da glicose que metabolizam. Assim, as células anaeróbicas queimam muito mais glicose para produzir a mesma quantidade de energia que as aeróbicas. Por isso, dizemos que o câncer se alimenta de açúcar, devido à elevada necessidade dessa substância quando comparada com a necessidade das células normais.

Somos levados a acreditar que o câncer é, antes de tudo, uma questão de genes, não de estilo de vida. Porém, o inverso é que é verdade. A American Cancer Society reporta que os genes causam, no máximo, entre 5% e 10% dos cânceres; ou seja, os 90 – 95% restantes dependem de outras causas, como a alimentação, estilo de vida e o ambiente.

O que é de fato o câncer? É um sintoma de uma doença metabólica que se caracteriza por uma duplicação incontrolável das células. Elas deixam de respirar oxigênio, e em vez da combustão da glicose para obter energia, elas passam por um fenômeno de fermentação, consumindo, por isso, muito mais açúcar. Além de não usarem oxigênio, elas têm a capacidade de se multiplicar de forma desordenada.

Essa multiplicação desordenada acontece todos os dias, mas nosso sistema imune nos protege. Quando esse sistema se enfraquece, as células se multiplicam e começam a formar pequenos núcleos. Esse acúmulo de cerca de um bilhão de células formam uma colônia que, além de ter a capacidade de multiplicação desordenada, vai invadindo tecidos vizinhos.

Precisamos entender que, se sabemos o que alimenta o câncer, não podemos ingerir açúcar ao sair do consultório. Se queremos curar e prevenir o câncer, precisamos tomar consciência daquilo que estamos ingerindo – ler evidências científicas que relacionam a ingestão de carne à progressão do tumor, por exemplo. Precisamos entender que não podemos mais ingerir substâncias que alimentam o câncer.

A comida é a causa da maioria dos problemas atuais. Isto é, o que chamamos de comida, que na maioria das vezes não passa de um produto industrializado feito por uma empresa que visa o lucro, e não a sua saúde.

As pessoas passam o mesmo estilo de vida para seus filhos e as doenças se repetem, criando um ciclo que imaginam ser fruto da genética, quando está muito mais relacionado ao estilo de vida.

Conforme já dito, mais de dezoito milhões de novos casos de câncer surgem por ano e cerca de 9,6 milhões de pessoas morrem por causa da doença, sendo que quarenta e quatro milhões vivem com o diagnóstico (OMS, 2018). As estatísticas mostram que é de vital importância que paremos de remediar uma doença e passemos a preveni-la de forma inteligente, se queremos que esses números não aumentem descontroladamente.

A maioria das pessoas ignora as causas do câncer e vive uma vida que é um prato cheio para a doença. Sabe-se que obesidade, alimentação desequilibrada, com pouca fruta e vegetais, falta de exercício físico, consumo de tabaco e de álcool são hoje responsáveis por um terço das mortes, segundo a Organização Mundial de Saúde.

O *Vida sem câncer* acredita que diagnóstico não é uma sentença. Já presenciamos casos de reversão da doença e de cura e acreditamos que atuar na prevenção é o melhor que podemos fazer para que não sejamos abatidos pela doença.

Como disse Dr. Otto Warburg, prêmio Nobel em 1931, o câncer é a consequência de uma alimentação e de um estilo de vida antifisiológicos. E o que é uma alimentação antifisiológica? Uma dieta baseada em alimentos acidificantes, aliada ao sedentarismo. Esse panorama cria em nosso organismo um ambiente de *acidez* que expulsa o *oxigênio* das células. "A falta de oxigênio e a acidez são as duas caras de uma mesma moeda: quando você tem um, você tem o outro", ele concluiu em seus estudos.

O câncer é um mecanismo de sobrevivência, é a indicação de que algo não está bem no nosso corpo. O tumor é apenas um sintoma.

UMA VISÃO QUÂNTICA SOBRE O CÂNCER

"Prevenção é sair do ciclo da doença. Os médicos alopatas não estão preparados para prevenção. Ninguém pergunta sobre seus hábitos quando você recebe um diagnóstico. O que a cultura da indústria da doença chama de prevenção é detecção. O profissional não estudou nutrição, física quântica, não sabe que uma dor do passado fragiliza seu sistema imune. Se você está saudável, se alimenta bem e sabe lidar com as dores do passado, cria um escudo.
Nesse modelo hospitalar de hoje ninguém se cura"
Professor Wallace Liimaa

A integração de conhecimentos científicos e espirituais na autocura é pauta de pesquisa por todo o mundo. Todos sabemos que por mais que tenhamos em mãos conhecimento suficiente para levantar a bandeira de que mudanças de alimentação e de hábitos podem modificar um organismo, na maioria das vezes, o que conta é a fundamentação científica daquilo que falamos.

Existem estilos de vida que indiscutivelmente promovem saúde para o corpo. O professor Wallace Liimaa diz que temos o poder de acessar uma farmácia natural de altíssimo nível dentro do nosso organismo e que temos inúmeros princípios ativos de cura de câncer.

Entrar numa lógica de prevenção e autoconhecimento é o que ele chama de salto quântico.

Hoje, vivemos em uma cultura da doença. A maioria dos profissionais de saúde não quer entender como a mente interage com o corpo e pode proporcionar saúde ou doença. Sabemos que podemos aprender a ativar uma genética em função dessas informações, hábitos e redes neurais. Como diz o professor Wallace Liimaa: "Andamos sempre pelo mesmo caminho, então não sabemos andar por outro". Em outras palavras, não fomos educados a viver uma vida saudável.

Temos um estilo de vida que nos estimula a viver em um estado de consumidor passivo, dentro de padrões determinados. Somos estimulados a comprar comida pronta, a não levantar do sofá para trocar de canal, a ficar horas na mesma posição dentro de escritórios fechados sem a luz do sol.

Ao mesmo tempo, vamos nos aprisionando e condicionando a nossa mente a viver naquela realidade, sendo que o Universo tem infinitas possibilidades. Por isso, hoje é comum que as pessoas tenham estilos de vida pouco saudáveis, crenças limitantes e façam as mesmas coisas esperando resultados diferentes.

Quando estamos diante de uma doença, devemos olhar para a realidade como uma oportunidade e nos perguntar o que estamos aprendendo com esse desafio.

Dessa forma, passamos a assumir responsabilidades e nos comprometemos a fazer diferença no mundo onde vivemos, dando o nosso melhor. Essa postura saudável perante a vida nos fortalece de todas as formas.

A Física Quântica explica que o Universo responde ao que nós somos e não ao que pensamos que somos. Não basta pensarmos positivo, se não colocamos em prática aquilo em que acreditamos. Essa mudança de atitude nos leva a ativar o sistema imunológico endócrino, para colaborar com o corpo e a descobrir que temos o maior arsenal de defesa dentro de nós mesmos.

Assim, sem saber lidar com o sofrimento, as pessoas tomam remédios para lidar com o sintoma causado pelo sofrimento e isso se torna ainda pior do que o próprio sofrimento em si.

Sabemos que a depressão abate o sistema imunológico e faz a pessoa ficar vulnerável às células cancerígenas. Por isso, quando observamos as pessoas com depressão, geralmente percebemos o estilo de vida de cada uma delas no nível físico.

Um único pensamento é capaz de desencadear uma química no corpo, porque respondemos aos estímulos. Os genes são modificados a partir da maneira que respondemos ao ambiente.

Temos uma medicina voltada para a medicação do sofrimento, já que as pessoas continuam sendo agressivas com seus corpos sem olhar para as causas.

"Temos um estilo de vida em que o estresse predomina entre as pessoas. Estresse da alimentação, da má gestão dos alimentos, de uma cultura de desconexão. Por outro lado, você tem doenças crônicas crescendo, como depressão, ansiedade, síndrome do pânico. Um estilo de vida para sobreviver que coloca no corpo hormônios do estresse que afetam diretamente seu sistema imunológico", explica Wallace Liimaa.

Para nós, que lidamos com a doença de nossos pais, muitas coisas ficaram claras no processo de cura de cada um. Assim que eles assumiram uma postura de conexão com a vida, agradecendo por terem a oportunidade de estar passando por aquele desafio, ficou mais fácil penetrar na química do corpo.

À medida que estamos construindo um ambiente interno, estamos ativando essa farmácia interior. Mas o que fazemos na maioria das vezes? Inundamos nosso organismo com o cortisol, que nos fragiliza cada vez mais. Entre as causas para esse excesso de cortisol, está o estresse tanto físico como psicológico, dietas muito ricas em carboidratos e alto índice glicêmico, bem como atividades esportivas intensas.

Podemos escolher como será nossa vida a partir do que ingerimos, pensamos e de como agimos todos os dias.

Devemos cooperar com a inteligência do nosso organismo, entendendo que temos um corpo e um universo que responde ao nosso estado vibracional predominante. Crie intencionalmente um campo saudável e, quando adoecer, volte ao estado de saúde de forma natural.

O DIAGNÓSTICO

São raros os profissionais que saem da caixa e direcionam o paciente de forma mais global. A Dra. Rachel Furtado sofreu na pele os efeitos do câncer e hoje estuda exatamente como direcionar o paciente de forma global.

Para ela, um dos momentos mais desafiadores foi durante o diagnóstico. Ela conta que era uma intensa dor emocional nos primeiros momentos. "Fiquei três dias devastada e chorava de maneira intensa com pensamentos de morte." Detectada com um tumor numa região do corpo que fica atrás da cavidade abdominal, um tipo de câncer bem incomum, ela se deparou com o medo de morrer. "É um turbilhão de sentimentos. O medo da morte reúne vários outros. Do que ainda não foi feito, da vida que vai ser abreviada com projetos a serem concluídos, de trazer sofrimento para pessoas que amamos", contou.

Quando recebeu o diagnóstico, faltavam dois meses para o casamento e ela não queria deixar de se casar. Como não tinha nenhuma dor física, sentia-se angustiada por se tratar de um tipo raro de câncer, desconhecido pelo seu oncologista e sem um protocolo fechado.

"Da mesma maneira que o câncer se instala por uma questão multifatorial, eu acredito muito que a cura e a superação dos tratamentos também sejam multifatoriais", afirma a médica que fez as principais mudanças em sua vida. "O ser humano precisa ser olhado como um todo. A questão genética tem um peso, mas isso não é determinante. Um bom gerenciamento das emoções – o que você pensa se torna sentimento e depois, comportamento."

Ela diz que a alimentação a ajudou e a tornou mais forte, e tudo contribuiu para a cura, além de sua fé. No entanto, na hora do diagnóstico, ela teve apoio familiar que declarou ter sido essencial, e admite que sem esse apoio a cura não seria alcançada.

"Fiz um protocolo pesado semanal e tive efeitos colaterais intensos por causa de muita náusea. A questão física, nesse sentido, foi mais complicada que a emocional." O baque veio depois, porque ela começou a viver conflitos emocionais intensos. "Eu tive pessoas com as quais me decepcionei porque não foram me ver e nem ligaram. A sacada é não gerar conflitos. Acreditamos na questão metafísica da doença. Entendemos que a doença começa primeiro na mente e nas emoções, e quando não são resolvidas elas se manifestam no corpo. Se você não encontrar apoio na família e nos amigos, e ficar chateado, não vai contribuir para a cura."

Para ela, o câncer ofereceu inúmeras oportunidades, e uma delas foi a libertação de depender de elogios e apoios externos.

Como já tinha a formação de *coach*, além de médica, ela disse a si mesma naquele momento: "Agora é a hora de colocar em prática toda a teoria que tanto me encantou nesses cursos", e começou a buscar, em paralelo, formas de aumentar a fé em Deus e de contribuir ativamente para a cura.

"Todos os casos foram se interconectando. Montei meu arsenal bélico para a luta tão temida. Comecei a reescrever essa história convicta de que existiam formas de agir. Minha parte não era só me submeter aos tratamentos, mas encontrar um meio de fazer a mente potencializar os tratamentos. Canalizar crenças como suporte para estabelecer minha saúde."

Passou por um protocolo de quimioterapia que apenas um em cada dez pacientes conseguem concluir e percebeu que o que acontecia dentro dela era importante. Depois de tudo, escreveu um livro chamado *Escolha viver*, no qual decidiu que transformaria o câncer em bênção.

"Amo compartilhar conhecimento porque não significa apenas repassar conteúdo. É uma troca que enriquece tanto quem está dando quanto quem está recebendo."

Foi com sua experiência como paciente que descobriu que o sentimento de abandono do paciente pode desencadear outras coisas e começou a fazer estudos sobre a exclusão social, o isolamento afetivo, a depressão, o uso de medicamentos e o risco de infarto do miocárdio de pessoas com câncer.

O Dr. Carlos Braghini Jr. afirma que uma das coisas mais importantes após um diagnóstico é estar ao lado de pessoas que nos colocam para cima e que extraiam o melhor de nós. Isso quer dizer que o fortalecimento do sistema imunológico depende de inúmeros fatores. Se acreditamos que a pessoa pode nos ajudar, certamente ela nos ajudará. Ao contrário, já vimos muitos casos em que as famílias mal queriam saber a nossa opinião e seguiam com suas rotinas, criando ambientes nocivos para o câncer.

Conhecemos uma senhora que tinha sido diagnosticada com câncer no fígado. Assim que o médico disse que ela deveria marcar uma cirurgia para a retirada do tumor, ela decidiu que comeria tudo que tinha vontade antes da operação. Quando conversamos com ela, transmitindo os cuidados alimentares necessários para debilitar o câncer e fortalecer o sistema imune, ela acabou dizendo: "Nossa, fiz tudo errado, acho que acabei comendo do que não devia.".

Ela sabia que ia passar por uma cirurgia, então resolveu comer de tudo, já que após a cirurgia ela seria privada desses alimentos.

Ela alimentou o câncer durante aquele mês de tal forma que impossibilitou a operação e acabou falecendo.

Essa prova nos sinaliza que somos responsáveis por nossa própria contaminação e descontaminação, colaborando para a saúde ou para o declínio do corpo. Não existe "fatalidade": existe causa e consequência. Geramos nosso câncer a partir de um desequilíbrio no organismo.

O câncer aparece para mostrar que estamos fazendo algo errado e nos alertar de que existe algo a mudar em nossa vida. Precisamos fazer nossas escolhas através de nossa alimentação e de nosso estilo de vida.

O câncer é uma oportunidade de mudar as coisas em sua vida. Por mais que alguém lhe diga que é um aviso, o mais importante é que você perceba que é responsável por isso.

É normal que, assim que as pessoas recebem o diagnóstico, entrem em contradição e queiram receber um segundo diagnóstico. "Por quê?", as pessoas perguntam. Mas as pessoas deveriam se perguntar: "para quê?".

O câncer traz uma transformação, e a pergunta deve ser, se outros já enfrentaram esse problema e o ultrapassaram, porque nós não temos essa atitude e ultrapassamos e vencemos o câncer?

Temos que tomar uma decisão de enfrentar e vencer. Temos que tomar a decisão.

Quando recebemos o diagnóstico devemos perguntar: "O que posso fazer para ajudar a mim mesmo?". As pessoas acham que existe um efeito mortal. Assim que tiver o diagnóstico, tome a decisão, pois você é o principal responsável por sua vida. Aquele que vence, nunca desiste, e o que desiste, nunca vence.

Portanto, fique perto das pessoas que te colocam para cima e extraiam o melhor de você, fortaleça seu sistema imunológico de todas as maneiras possíveis, caminhe ao sol, sinta a vida penetrar em você, trabalhe na possibilidade de ser mais feliz.

Perdoe e peça perdão e não desperdice energia com sensação de culpa e vitimização. Mantenha uma expectativa de cura independentemente do tipo de tratamento.

O corpo manda as primeiras mensagens corporais. As primeiras mensagens que o corpo nos envia são na forma de sussurros. Aquela sensação que algo não está bem, de que algo está errado. Se você ignorar o sussurro do corpo um dia ele grita para que você o ouça.

Sabemos que o câncer se desenvolve em ambiente ácido, tóxico, com déficit de oxigênio, com déficit de vitamina D, com sistema imunológico debilitado e que se alimenta de glicose. Se atuarmos de forma a contrariar esses estados poderemos reverter o câncer.

"Se o câncer se alimenta essencialmente de açúcar, então o câncer pode morrer de fome?" – foi com esse pensamento que ajudamos Dona Adelina.

Para o especialista em longevidade Dr. Victor Sorrentino, o câncer acontece se o deixarmos acontecer. Ele explica que é provável que cheguemos num dia em que tudo dependa apenas de nós, sendo que mais de 80% das doenças são evitáveis, mas o caminho para evitá-las é desconhecido para a população.

O importante é sempre desintoxicar, nutrir, alcalinizar, equilibrar e manter uma atitude emocional e mental positiva. Dessa forma, eliminar toxinas físicas e principalmente emocionais é de vital importância para o organismo.

O câncer pode surgir para fazer com que a pessoa possa mudar seu estilo de vida.

RISCO DE RECAÍDA

"A mudança de um único hábito pode transformar toda uma vida." Quantas pessoas você conhece que depois de lutarem contra o câncer, quando parecem ter vencido, acabam enfrentando desafios ainda maiores quando têm uma recaída?

É importante salientar que o paciente que faz dieta reversiva contra o câncer deve fazer novamente uma dieta preventiva assim que a doença desaparece, porque são inúmeros os casos de reincidência do câncer, já que muitos pacientes retornam aos mesmos hábitos alimentares após a cura.

Ao longo dos anos estudando o câncer, tratamentos e terapias que auxiliam em seu combate, fizemos inúmeras constatações, entre elas, os motivos das recaídas.

Uma das pessoas que conhecemos tratou-se de câncer num país que se diz com a medicina avançada. Enquanto passava pelo tratamento, seguiu algumas de nossas instruções no que dizia respeito à alimentação. Quando ele se viu curado, retomou os velhos hábitos alimentares e de estilo de vida, e após dois anos um novo tipo de câncer o acometeu, ainda mais agressivo.

A questão que queríamos levantar aqui não diz respeito a um ou dois casos específicos, mas sim à alta probabilidade de reincidência de câncer, quando as pessoas não modificam seus hábitos destrutivos de vida. Quando falamos de hábitos destrutivos, nos referimos a tudo aquilo que faz mal, começando por um relacionamento, passando por um emprego que não condiz com seu propósito de vida, até à sua alimentação e como você cuida da saúde física, mental e emocional no dia a dia.

O câncer é um grande grito de alerta e precisamos ouvi-lo, entendendo que ele pode ser uma grande oportunidade de mudança no estilo de vida e na maneira de se encarar a vida.

O câncer não é uma doença que se tem uma vez e nunca mais volta. Ele requer o monitoramento constante. Se ele se manifesta em uma região do organismo, não basta uma cirurgia para retirar um tumor. É provável que ele apareça em outra região, porque enquanto você não cuidar do organismo, ele pode voltar.

As recaídas podem existir quando não existe consciência. Cuidar do organismo para que o câncer não tenha oportunidades é seguir o protocolo de prevenção, eliminando toxinas do organismo, retirando os alimentos que podem criar um ambiente altamente tóxico, modificando a alimentação para que ela se torne alcalina, inserindo o hábito de praticar exercícios, cuidar da respiração, reduzir o estresse, inserção de novos hábitos de vida, incluindo afirmações e visualizações positivas, prática da fé, do pensamento positivo, da meditação, da gratidão, agradecendo cada momento como uma nova oportunidade.

Se o câncer bateu à sua porta, use essa experiência como uma oportunidade de rever aquilo que não lhe faz bem. Alguns médicos e palestrantes do congresso trouxeram casos de pessoas que tiveram grandes lições a partir da doença. Foi a partir da doença que encontraram a si próprias e modificaram suas vidas de maneira corajosa e definitiva.

Ao mesmo tempo que presenciamos casos de recaídas em pessoas que desperdiçaram a oportunidade de cuidar de seus corpos e vidas, também conhecemos pessoas cujas vidas foram transformadas definitivamente e passaram a advogar a favor de um novo estilo de vida, curativo e gerador de saúde.

A metáfora do peixe no rio contaminado, contada pelo Dr. Lair Ribeiro, ilustra bem como tratamos o câncer atualmente. Imagine que colocamos um peixe em um rio poluído e contaminado, sem oxigênio de que ele necessita para se manter vivo, tão alto é o nível de poluentes que aglomera. Ele vai se intoxicando naquele ambiente e, um dia surge, um sintoma. Vamos imaginar que nesse dia tiramos o peixe do rio poluído e o examinamos, detectando que ele está com câncer em uma determinada parte do corpo. Fazemos uma cirurgia no tal órgão e o jogamos no mesmo rio.

É dessa forma que as pessoas têm se tratado de câncer. Elas eliminam o câncer e voltam para o ambiente que o causou. As pessoas precisam entender, de uma vez por todas, que, se colocamos um peixe num rio contaminado, ele irá adoecer. Da mesma forma, mesmo curado, se o jogarmos de volta no mesmo ambiente, ele adoecerá novamente.

As pessoas tratam o câncer e voltam para a mesma rotina de antes da doença. Se você não mudar o ambiente, a contaminação será a mesma. E estamos nos referindo ao nosso corpo. Um corpo intoxicado com medicamentos, alimentos que o inflamam, acidez, falta de oxigênio, desidratado, sem vitaminas e sais minerais, fatalmente terá reincidência da doença.

Que o seu diagnóstico não seja uma sentença e que após ouvir a palavra "cura" você perceba nela a oportunidade de mudança. O corpo manifesta os sintomas. Podemos eliminar os sintomas com a ajuda de terapias adequadas, mas se a causa do câncer não for eliminada, os sintomas voltarão a se desenvolver.

Se a causa do câncer for mental, emocional ou espiritual, não é cuidando do corpo que se cura o câncer: é preciso ir à raiz do problema.

prevenir e potencializar a cura do câncer em quatro passos

1. Libertar-se de todo tipo de toxinas

Toxina é qualquer substância que possa criar irritação e /ou efeitos danosos em um organismo, reduzindo a vitalidade, tensionando as funções bioquímicas e o funcionamento orgânico.

As toxinas são carcinogênicas. Os termos "carcinógeno" e "carcinogênico" referem-se a qualquer substância que provoque, agrave ou sensibilize o organismo para o surgimento de um câncer. Vivemos expostos a essas toxinas. Veja algumas fontes delas:

- Radiações (computador, microondas, celulares, raio X, raios solares, devido à destruição da camada de ozônio);
- Poluentes de ar, água, solo (pesticidas, agrotóxicos);
- Alimentos – animais tratados à base de ração com agrotóxicos, antibióticos, hormônios, aditivos alimentares (conservantes, corantes e intensificadores de sabor), hortaliças e frutas contaminadas com agrotóxicos;
- Cigarro, fumaças;
- Churrascos (fumaça provocada pelo carvão);
- Álcool;
- Medicamentos;
- Plásticos;
- Metais de panelas;
- Cosméticos.

Libertar-se de todos os tipos de toxinas da sociedade em que vivemos hoje é um grande desafio, já que somos cercados pela maioria delas. Vivemos com o celular, o computador, debaixo de luzes artificiais, sem água de qualidade, em cidades com altos índices de poluição, e nos alimentamos de produtos industrializados ou repletos de antibióticos e agrotóxicos. As pessoas se intoxicam de medicamentos, aplacam a dor da tristeza ou ficam eufóricas com o álcool, não só esquentam comida no micro-ondas como o fazem em potes de plástico. Essa vida é um prato cheio para o desenvolvimento do câncer.

Já percebeu a quantidade de toxinas presentes no nosso dia a dia e nem nos questionamos sobre elas? Já notou que é preciso consciência para criar um estilo de vida livre de toxinas? Na maioria das vezes, as pessoas são coniventes com um estilo de vida tóxico e, quando nós mudamos os hábitos, somos vistos como "estranhos".

É mais fácil prevenir, criando um ambiente que possa evitar o aparecimento do câncer, do que remediar. Por isso, insistimos em levar o *Vida sem câncer* para todos os cantos do mundo, a fim de alertar as pessoas de que é necessário repensar os hábitos diários e observar o estilo de vida que estamos levando.

Uma em cada duas pessoas com mais de cinquenta anos terá câncer. Esse é um dado alarmante, e vimos muitos de braços cruzados, achando que o câncer é como uma roleta russa da qual é difícil escapar.

O corpo cobra a conta dos maus tratos sofridos durante anos seguidos. Não podemos maltratar esse corpo ingerindo toxinas. Precisamos aprender a importância do nutriente principal da vida, que é a água, entender que um organismo alcalino, sem toxinas e com vida, além de prevenir o câncer, prevenirá qualquer tipo de doença.

Quando vamos consumir determinados alimentos, precisamos estar atentos à quantidade de toxinas, à quantidade de agrotóxicos e à quantidade de metais tóxicos desses alimentos. Pense nisso quando estiver escolhendo a água e outros alimentos, analisando as suas propriedades.

As nossas células possuem uma capacidade limitada de processar toxinas. Como afirma a Dra. Magda Roma, é a adaptação a um meio agressivo para uma célula saudável que faz com que ela se converta em uma célula cancerígena. O câncer é, portanto, um meio de sobrevivência celular.

Por outro lado, nosso corpo possui vários filtros para ajudá-lo a libertar-se das toxinas – essencialmente os rins e o fígado. Se estiverem sobrecarregados, esses filtros começam a calcificar, gerando pedras. Daí a importância de mantê-los limpos e em bom estado de funcionamento.

Não esqueça de tomar água de qualidade. A água é o principal elemento de seu corpo – cerca de 70% – somos um peixe no aquário, por isso convém tratar da água para o peixe se manter saudável.

Quando somos acometidos pelo diagnóstico do câncer deveríamos nos perguntar: "Como começou? O que eu como no dia a dia?"

Assim que você para de dar ao corpo o que o está intoxicando, ele já dá um pulo para a recuperação. Quando desintoxicamos o organismo já começamos a melhorar.

De acordo com dados reportados pela OMS, o tabaco é responsável por aproximadamente 22% das mortes por câncer, o que é bem elucidativo do efeito das toxinas ingeridas pelas vias respiratórias.

O Dr. Edomar Cunha diz que as pessoas acometidas com câncer deveriam se retirar dos grandes centros urbanos e buscar lugares como campos e praias.

As toxinas não param por aí: alimentar pensamentos tóxicos e negativos, sentimentos de medo, mágoa, perda e desconfiança, também nos prejudica, e vamos falar disso mais adiante.

AGROTÓXICOS

Talvez você não saiba, mas a maioria dos alimentos que conhece provavelmente está contaminada com agrotóxicos. Sabemos que agrotóxicos são produtos químicos usados em larga escala para controlar insetos, doenças ou ervas daninhas que causam danos às plantações.

Os agrotóxicos estão nas frutas, verduras, carnes, leite, bebidas, produtos industrializados e em quase tudo que compramos nos supermercados.

Se você pensa que só de comprar alimentos orgânicos está livre de agrotóxicos, se engana. O Dossiê Abrasco, publicado em 2015 pela Associação Brasileira de Saúde Coletiva, Fundação Oswaldo Cruz e outros órgãos de pesquisa, aponta que agrotóxicos já contaminam o solo, a água e até mesmo o leite materno, levando ao chamado *efeito coquetel* das substâncias químicas: a mistura de diferentes agrotóxicos cujos efeitos em conjunto são desconhecidos.

Para se ter uma ideia, estudos indicam que, em um único alimento, ingerimos diversos agrotóxicos diferentes. Imagine só essa ingestão diária durante toda uma vida.

Nosso organismo não tem a capacidade de eliminar muitos desses agrotóxicos, e você já deve imaginar o que acontece: eles vão se acumulando no corpo. Essa exposição contínua tem efeitos tão graves que nem mesmo a ciência conhece a dimensão do estrago que pode causar na saúde.

O primeiro passo para transformar essa realidade é reduzir o consumo de agrotóxicos em nosso dia a dia. Uma análise realizada pelo Laboratório de Resíduos de Pesticidas do Instituto Biológico de São Paulo mostrou que diversos alimentos à venda em São Paulo e Brasília contêm resíduos de agrotóxicos acima do limite máximo permitido.

A avaliação foi feita a pedido da ONG Greenpeace em mais de cem quilos de alimentos como arroz, feijão, frutas, verduras e legumes. E a conclusão é uma só: estamos ingerindo veneno. Os agrotóxicos estão em nossa rotina.

Os órgãos de fiscalização apenas instruem as pessoas a minimizar os danos, lavando bem os alimentos e esfregando com uma escova quando possível, inclusive as cascas das frutas que são consumidas sem casca, como a melancia e a laranja.

De acordo com o estudo citado, os alimentos que mais apresentam resíduos de agrotóxicos são: pimentão, alface, tomate, mamão, pêssego, figo, couve, goiaba e laranja.

O Brasil é o país que mais consome agrotóxicos no mundo. A contaminação da água é o dado que mais chama a atenção: a lei brasileira permite um limite cinco mil vezes superior ao máximo que é permitido na água potável da Europa. Enquanto a União Europeia limita a quantidade máxima do herbicida glifosato na água potável em 0,1 miligramas por litro, o Brasil permite até quinhentos miligramas.

A relação dos agrotóxicos com o câncer se soma a muitas pesquisas e estudos, desenvolvidos tanto no Brasil quanto no exterior, que apontam a conexão entre o uso de venenos na lavoura e o surgimento de diversos tipos de câncer – a segunda maior causa de mortes no Brasil. Segundo estimativa do Instituto Nacional do Câncer, cerca de seiscentos mil novos casos de câncer por ano surgirão entre 2018 e 2019 no país.

Para os pesquisadores da Fundação Oswaldo Cruz, o uso de agrotóxicos é um problema de saúde pública, que precisa ser enfrentado e que está afetando a vida das futuras gerações.

"Os agrotóxicos podem atuar como iniciadores, promotores e aceleradores de mutações que originam um tumor. A maioria das moléculas que compõem os defensivos agrícolas atua dessas três formas", explica o estudo. O acúmulo de defensivos no organismo pode elevar o risco de surgimento de diversas neoplasias, como câncer de mama, testículos e fígado.

ESTRESSE EMOCIONAL

Para nós, sempre foi claro que as emoções tinham relação direta com as doenças, principalmente com o câncer. Hoje, sabe-se que grande parcela da incidência de câncer é desencadeada depois de profundos conflitos emocionais, e por isso é fundamental cuidar dos aspectos emocionais para prevenir o câncer.

O palestrante André Lima, terapeuta holístico e praticante de EFT (Emotional Freedom Techniques), explicou como curar emoções intensas e profundas.

A técnica de EFT foi utilizada para tratar veteranos de guerra com transtorno pós-traumático, e visa tratar as emoções em torno da doença, já que o medo afeta o organismo.

Ele explica que precisamos criar um ambiente interno saudável em nosso organismo, e quanto mais eliminamos emoções negativas dentro do corpo emocional, mais propiciamos a química do bem-estar, a serotonina e a ocitocina. O corpo fica calmo, relaxado, e essa química melhora o sono, já que o corpo tem sabedoria e poder de cura próprios.

O Dr. Carl Simonton, fundador de uma grande clínica de câncer em Fort Worth, Texas, identificou que a maioria de seus pacientes passaram por algum evento traumático entre dezesseis e vinte e oito meses antes do diagnóstico de câncer. Essas pessoas disseram, literalmente, "eu não quero mais viver", cometendo suicídio indireto.

Quando cometemos um suicídio inconsciente, criamos doenças, porque nosso sistema imunológico vê o próprio corpo como inimigo. O Dr. Carl aponta: "Nós estamos vivendo constantemente com medos, preocupações, dúvidas. Isso causa câncer, pois toda doença é baseada em esgotamento de energia, a única causa real de todo esse prejuízo. Esgotamento de energia é estresse crônico mental e emocional."

Se você cura suas emoções, suas energias vitais aumentam e devolvem o poder de cura a você. Portanto, é preciso eliminar emoções negativas e dissolvê-las, para que não causem reações físicas. Cada vez que você libera uma emoção, vai ficando mais saudável.

Um dos exercícios propostos para liberar emoções é o exercício da gratidão. Quanto mais você faz exercício da gratidão, mais você se sente feliz. O estado da gratidão é o mais poderoso que existe para curar relacionamentos e se curar como ser humano.

Faça um exercício de agradecimento para curar, limpar e desintoxicar seu corpo. Sinta-se grato por algo e verá que sua energia fluirá de forma diferente, sentindo mais felicidade e bem-estar.

O estresse é um dos maiores fatores de acidificação da química do corpo. Como ele induz as glândulas adrenais a secretarem adrenalina em altas doses, quando você sente raiva, ansiedade, ódio ou qualquer sentimento negativo em excesso, ele pode desequilibrar seu organismo.

Hoje, sabemos que por trás de todo câncer há um fundo emocional, uma perda ou uma situação mal resolvida. Alguns estão ligados a traumas emocionais ou mágoas e ressentimentos e, de fato, são situações que corroem nossa energia e vitalidade.

Existe um médico alemão chamado Dirk Hamer que diz: "Todo trauma ou situação não resolvida que tenha gerado um foco de tensão pode acionar o gatilho e expressar geneticamente um câncer.". Por isso, é preciso identificar o foco de tensão e resolvê-lo por completo, para que o corpo tenha condições de se reequilibrar.

2. Alcalinizar o corpo

"Que o teu remédio seja o teu alimento...
que o teu alimento seja o teu remédio."
Hipócrates, pai da medicina, 400 a.C

Contamos um pouco sobre a dieta alcalina, quando mencionamos o tratamento de nossos pais, que foram diagnosticados com câncer, mas quando falamos de alcalinizar o corpo não estamos nos referindo apenas à alimentação. Precisamos reforçar a vitalidade do corpo e da mente com uma alimentação saudável e alimentos orgânicos, complementada com suplementos que se façam necessários, indicados por um nutricionista funcional oncológico.

O ser humano nasce alcalino e morre ácido por consequência dos hábitos alimentares. A acidificação do corpo baixa o oxigênio nas células, reduz a energia e enfraquece o sistema imunológico.

Infelizmente, o estilo de vida ocidental é altamente ácido. A maioria das pessoas ingere alimentos e bebidas que contêm ácidos fortíssimos.

Conforme acabamos com nossas reservas alcalinas e continuamos a ingerir mais ácidos, nosso organismo é forçado a utilizar suas reservas alcalinas, situação que provoca um caos no organismo.

ÁGUA

Pode parecer óbvio, mas a maioria das pessoas não se dá conta do quanto é vital a importância da água para a saúde. Muitas daquelas que entrevistamos, quando estão com problemas relacionados à saúde, não conseguem entender que devem adotar certas medidas básicas, que são os pilares de uma vida saudável.

Se estamos falando de alcalinizar o corpo, temos que saber por onde começar, e a ingestão de água é fundamental neste processo.

Nosso corpo é composto por 70% de água e nem sempre temos o cuidado de ingerir água em qualidade e quantidade necessárias. Muitas vezes, temos a tendência de somente beber água quando temos sede, o que é um erro, já que deveríamos beber de forma contínua. O melhor seria verificarmos a cor da urina para sabermos se estamos ingerindo água suficiente para nosso organismo. Vigiar os sinais que o corpo lhe dá é de extrema importância. Quanto mais clara for a cor da urina, melhor. Caso ela esteja escura, beba água.

ALIMENTAÇÃO

O contrário de uma alimentação alcalina é uma alimentação carregada de agentes químicos como hormônios, agrotóxicos e pesticidas, aditivos químicos e conservantes, desvitalizada e acidificante. Uma alimentação pobre em nutrientes não promove a vida, a saúde, a cura ou a restauração do corpo humano. Sem a quantidade suficiente de antioxidantes e fitoquímicos, os radicais livres começam a aumentar, a alastrar e a destruir os tecidos saudáveis, danificando as células. Uma alimentação acidificante e destituída de nutrientes que aportam a nossa imunidade constitui um fator desencadeante do câncer. Segundo o médico norte-americano Dr. Joel Fuhrman, uma alimentação rica em fitoquímicos (nutrientes provenientes dos vegetais) é a melhor arma defensiva de que dispomos para combater o câncer. Essa defesa permite destruir os micróbios invasores e eliminar as células anormais antes que elas se tornem cancerígenas.

Para o Dr. Edomar Cunha, a alimentação acidificante traz a perda de energia vital, e isso é um passo para o adoecimento. O segundo passo para essa acidificação na bioquímica do nosso corpo é a sensibilidade e a irritação dos tecidos, como quadros alérgicos ou síndromes do cólon irritável. A mucosidade e congestão do sistema linfático também são resultados desta alimentação. Como consequência, nosso sistema de defesas não se mantém vigilante.

A alimentação acidificante também causa inflamação, que é subclínica, ou seja: as pessoas convivem com ela sem saberem de nada. O endurecimento dos tecidos moles também é consequência da alimentação acidificante, assim como o surgimento de úlceras e a degeneração de tecidos, como o câncer e os infartos agudos do miocárdio.

Os alimentos aliados na prevenção e combate ao câncer são incríveis. E mesmo que o consumo desses alimentos seja moderado, os benefícios para a saúde são significativos. Talvez você ainda não tenha ouvido falar sobre como os cogumelos possuem propriedades imunoestimulantes e são aliados na prevenção e no combate ao câncer. Você tem o hábito de comer cogumelos cozidos e na sopa? Não fomos educados para nos alimentarmos de maneira que possamos contribuir para o bom funcionamento do nosso organismo.

A cebola e o alho, por exemplo, são potenciais anticancerígenos e imunomoduladores, assim como a romã e as frutas vermelhas. Poucas pessoas exploram a romã como alimento antioxidante, e ela inibe o câncer de mama, próstata, colón e intestino e até mesmo a leucemia. As frutas vermelhas também impedem a angiogênese, que é a criação de novos vasos. Suco de romã natural e frutas vermelhas como o mirtilo, a groselha, a framboesa, a amora, o morango e o açaí ao natural são excelentes antioxidantes.

O Dr. Joel Furhman propõe o seguinte modelo:

> mais hortaliças verdes > menos metilação do DNA >
> menor risco de câncer

Segundo ele, os fitoquímicos desses vegetais não só previnem a metilação anormal como permitem aos mecanismos de reparação das células restaurarem os segmentos de DNA que sofreram um processo de metilação inadequado.

Se utilizarmos todos os inibidores de angiogênese (cebola, cogumelos, frutos silvestres, hortaliças, romã, cúrcuma, citrinos etc.) e diversificarmos a nossa alimentação, podemos evitar que pequenos tumores se desenvolvam e se tornem cancerígenos.

A oncologia nutricional divide-se em duas partes: a prevenção e a reversão. Por um lado, reforçar a alimentação com alimentos que fortalecem as defesas, tornando-se imune a qualquer doença; por outro, dar aos pacientes alimentos que ajudam a enfrentar as células cancerígenas e que podem auxiliar na reversão de tumores.

Os vegetais crucíferos, tais como couve, brócolis, rúcula, agrião, repolho, couve-flor etc., não só são os alimentos com mais propriedades anticancerígenas como também são aqueles que apresentam mais micronutrientes. Imagine agora como seria se às crucíferas, juntássemos cogumelos e cebolas e os ingeríssemos em conjunto e em quantidades adequadas diariamente. Acha isso impossível?

Os pacientes portadores de câncer que comem alimentos ricos em fibra, por exemplo, têm uma diminuição de mortalidade de 32%, de acordo com o Relatório do Fundo Mundial de Pesquisas sobre o Câncer.

Para você ter uma ideia, pessoas que comem arroz branco têm 82% mais chance de ter câncer no intestino grosso. Quem come farinha de trigo integral vê diminuir em 54% a possibilidade de desenvolver câncer no intestino grosso. Esse mesmo relatório afirma que dois copos de leite por dia aumentam a incidência de câncer de mama, intestino grosso e próstata.

Na China, 71% das calorias ingeridas são provenientes dos cereais, produtos da soja, legumes, verduras e frutas, e 15% das calorias são provenientes de produtos animais. Nos Estados Unidos da América, 30% das calorias ingeridas são provenientes dos alimentos vegetais e 62% dos alimentos animais, principalmente lácteos e carnes. Na China ocorre 1,7 caso de câncer de próstata por cem mil habitantes, e nos Estados Unidos, 104 casos a cada cem mil habitantes. Consegue entender a diferença?

A carne também aumenta o risco de câncer no intestino, e os embutidos, como o presunto por exemplo, são potentes cancerígenos. A própria carne vermelha, quando grelhada em uma churrasqueira ou em uma grelha, libera substâncias que podem ocasionar câncer.

Para você ter uma ideia de como os hábitos alimentares podem provocar doenças, a incidência de câncer de mama, por exemplo, é baixa em mulheres asiáticas residentes no Japão, China e Filipinas, comparada com mulheres norte-americanas. No entanto, quando essas mulheres asiáticas migram para os Estados Unidos, a incidência se equivale após duas ou três gerações, quando assimilam os mesmos hábitos alimentares daquele país.

O açúcar provoca liberação de adrenalina e cortisol, engrossa o sangue, desativa o sistema imunológico, induz o estresse, faz envelhecer e é a principal fonte de alimento de células cancerígenas. As células normais trocam suas fontes de energia e as cancerígenas se alimentam basicamente de açúcar.

Tudo que vira glicose rapidamente no seu sangue é prejudicial. Grãos, farinhas refinadas, arroz branco, batata ou alimentos que trazem picos de energia.

Além do açúcar, existem outras substâncias que estão presentes em alimentos processados, que causam dependência. O glutamato monossódico, por exemplo, presente em alimentos processados, é um verdadeiro veneno para o corpo. A gordura trans também pode ser classificada como uma droga alimentar.

O açúcar, os adoçantes e o glúten são substâncias que efetivamente viciam, porque causam uma descarga de prazer no cérebro. Por isso, pouco depende da força de vontade controlar as tentações quando você está num ciclo de vício.

A solução para cortar um vício alimentar é cortar esse alimento por um período, com uma desintoxicação intensa e orientada. Não adianta tentar se livrar, aos poucos, desses alimentos, sem fazer as substituições certas. Algumas pessoas que são dependentes de carboidratos refinados sentem os efeitos da abstinência nos dias de desintoxicação.

Se fôssemos escolher a principal medida a ser modificada, seria a alimentação. É dela que vem o combustível para nosso corpo.

Quer ter mais saúde? O ideal é pensar, sim, em alimentação em primeiro lugar, recorrendo apenas à suplementação nos casos em que se observe deficiência de determinados micronutrientes.

O QUE SÃO ALIMENTOS DE VERDADE

Aprendemos com o Dr. Carlos Braghini Jr. que existe uma grande diferença entre alimento, produto alimentício e produto ultraprocessado. Enquanto os alimentos são obtidos diretamente de plantas ou animais e não sofrem qualquer alteração, os produtos alimentícios já sofreram algum tipo de transformação ou processamento com adição de temperos, conservantes e outros aditivos. Os ultraprocessados estão prontos para consumo, necessitando ou não de aquecimento, e são majoritariamente formulações industriais de substâncias extraídas de alimentos ou derivados com adição de corantes, conservantes, aromatizantes, realçadores de sabor e vários tipos de aditivos usados para dotar os produtos de propriedades sensoriais atraentes.

Sem dúvida, o que mais impacta a nossa saúde, hoje, são os produtos ultraprocessados, que são montados para que você coma cada vez mais. Todo alimento ultraprocessado tem uma característica em comum: alta palatabilidade. Isto é, é impossível comer um só. Você come mais e mais. Isso não é à toa. Nenhum alimento possui essa característica. Ou você já se viu viciado em comer maçãs o dia todo? Mas, ao mesmo tempo, já percebeu como aquele salgadinho ou doce parecem viciar seu paladar? Percebe como esse consumo o torna cada vez mais dependente, como se não pudesse viver sem ele?

Isso é uma ciência. As indústrias elaboram substâncias que provocam a sensação de que não dá para parar de comer. As crianças são as que mais sofrem com isso, justamente quando a expressão genética está no auge. Esses produtos, ou são carregados de excesso de sal, ou de açúcar e produtos químicos. Alimentos processados querem lhe dar conforto. Comida confortável é diferente de comida saudável.

Para quem está no caminho para uma alimentação saudável, vale a pena olhar os rótulos dos alimentos e perguntar a si mesmo: "Será que isso aqui me faz bem, será que é seguro levar isso para minha casa?". Olhe com consciência para os rótulos e avalie a quantidade de açúcar, sal, intensificadores de sabor e outros aditivos, e decida você mesmo se é a partir de um produto totalmente industrializado que você quer preservar a sua saúde e a da sua família.

No universo dos alimentos *diet* e *light*, por exemplo, que foram criados para um público específico – diabéticos ou pessoas que querem emagrecer – existe um grande problema que é o alto teor de sódio. E o mais curioso é que, se você observar os rótulos com atenção, o açúcar é subtituído por aspartame, e a sua composição é muito mais complexa, fazendo muito mais mal para a saúde do que os produtos ditos "normais".

Existem inúmeros problemas de saúde ocasionados pela indústria de alimentos. Produtos refinados não têm fibras e são acidificantes. O glúten, por exemplo, é inflamatório para a parede intestinal.

Você é o que você come. Isso, todos sabemos.

Induzimos uma constante inflamação ao nosso organismo. Através da alimentação conseguimos ativar nossas células para que elas nos protejam. Uma alimentação que consiga eliminar os agentes agressores das células e eliminar o processo inflamatório, é um caminho para a cura.

Isso seria a nutrição funcional, ou nutrição defensiva, indicada para uma nutrição anticâncer. Fitonutrientes por exemplo. Existe uma série de antioxidantes que vão se agarrar aos metais tóxicos e eliminá-los de nossas células. Por exemplo, alimentos cor de laranja são potentes antioxidantes. Os alimentos de cor vermelha possuem licopeno, que é um poderoso antioxidante. Os frutos vermelhos são ricos em polifenóis. O resveratrol está presente na uva e em outros alimentos. O alho tem a alicina, que é um poderoso antioxidante. A estratégia é utilizar esses compostos em seu dia a dia.

No chá verde também podemos encontrá-los. A cúrcuma e o açafrão, por exemplo, são importantes para temperarmos nossos alimentos e saladas. Açafrão, pimenta preta e azeite podem ser um excelente tempero.

Estudos revelam que um aumento de 20% no consumo dos alimentos de origem vegetal corresponde a uma diminuição de 20% dos índices de câncer. Uma ou mais porções de couve por semana reduz em 38% a incidência de câncer no pâncreas. O consumo frequente de cogumelos pode representar uma diminuição entre 60 e 70% nas chances de contrair o câncer de mama. Se juntarmos o chá verde tomado com regularidade, diminui de 82 a 89% o risco de câncer de mama. Isso é o que as pessoas precisam saber: dados concretos para decidir o que querem fazer com sua saúde.

Sementes e hortaliças devem fazer parte da nossa alimentação sempre. Não adianta assistir a uma publicidade colorida de um refrigerante qualquer ou se render às propagandas e campanhas de Marketing que nos seduzem a consumir alimentos industrializados e altamente cancerígenos. Essas campanhas levam as pessoas a escolherem alimentos nocivos à saúde.

Podemos reduzir o açúcar e saber que os hábitos alimentares saudáveis devem fazer parte da vida das crianças desde cedo. As crianças precisam sentir o cheiro, a cor, a textura e o sabor dos alimentos. Às vezes as crianças nem sabem de onde vêm os alimentos e nem os identificam porque tudo vem com o rótulo.

Devemos procurar alternativas saudáveis, não adianta tomar suco de caixinha ou suco artificial pensando que estamos ingerindo fruta. Também se deve evitar caldos e temperos prontos e procurar fazer substituições inteligentes. Tire proveito dos tubérculos: a batata-doce, o inhame, a mandioquinha e a mandioca têm excelentes propriedades nutricionais. Por que comemos as mesmas coisas se podemos incluir outras? Por que não limpar a despensa?

A vantagem da alimentação orgânica é que ela está, em princípio, livre de toxinas e metais pesados. Mas se estes existirem, devido à toxicidade dos solos, podemos compor a nossa alimentação com ingredientes que ajudam a desintoxicar o organismo.

Sucos de vegetais frescos fornecem enzimas que são de fácil absorção e alcançam níveis celulares dentro de 15 minutos para nutrir e aumentar o crescimento das células saudáveis. Para obter enzimas vivas e formar células saudáveis, tente ingerir sucos de vegetais frescos e comer alguns legumes crus, de duas a três vezes por dia.

Em complemento à tabela apresentada no caso de Dona Adelina, apresentamos aqui uma tabela com alguns alimentos e respectivos benefícios para o câncer.

ALIMENTO	PROPRIEDADES	CLASSIFICAÇÃO/ CÂNCER
Mirtilos	Propriedades antioxidantes	Muito bom
Alho	Compostos sulfurados	Extraordinário
Algas	Propriedades antioxidantes	Muito bom
Endro	Estimulante digestivo	Muito bom
Alcachofra	Contém inulina, um pré-biótico	Muito bom
Abacate	Rico em ácidos gordos polinsaturados e em vitaminas do grupo B	Muito bom
Anis estrelado	Estimulante digestivo e ação antisséptica	Muito bom
Banana	Rica em fibras pré--bióticas	Muito bom
Manjericão	Propriedades antioxidantes e anti-inflamatório	Muito bom
Beterraba	Rica em fibras pré-bióticas	Muito bom
Caldo de legumes	Fonte de vitaminas, minerais e antioxidantes	Muito bom
Brócolis	Grande teor de ácido fólico	Excelente
Alcaparras	Ricas em quercetina	Excelente
Groselha	Contém antocianinas	Excelente
Cogumelos	Fraca densidade energética e grande quantidade de vitaminas	Muito bom
Chocolate preto	Contém antioxidantes	Muito bom
Couve-chinesa	Fonte de compostos índoles	Muito bom

ALIMENTO	PROPRIEDADES	CLASSIFICAÇÃO/ CÂNCER
Couve-flor	Contém compostos índoles	Muito bom
Couve-de-bruxelas	Contém compostos índoles	Muito bom
Conserva de legumes (tomate)	Fonte de vitaminas e minerais. Atenção ao teor de sal	Muito bom
Coentro	Ação desintoxicante de metais pesados. Contém polifenóis aromáticos	Muito bom
Abobrinha	Contém carotenóides	Muito bom
Arando	Fonte de antocianinas antioxidantes	Muito bom
Agrião	Fonte de compostos índoles	Muito bom
Cúrcuma	Pigmento amarelo contendo curcumina	Excelente
Semente de espelta	Rica em fibras, proteínas e magnésio	Muito bom
Funcho	Fonte de fibras e de vitamina B9, de baixo valor calórico	Muito bom
Gengibre	Interessante teor de vitamina C quando seco	Excelente
Romã	Poderosos antioxidantes	Muito bom
Azeite de oliva	Composto majoritariamente por ácidos graxos monoinsaturados	Muito bom
Suco de abacaxi	Contém uma enzima, a bromelina, que permite uma digestão mais rápida da carne e do peixe	Bastante bom

ALIMENTO	PROPRIEDADES	CLASSIFICAÇÃO/ CÂNCER
Suco de romã	Extremamente rico em antioxidantes	Excelente
Kiwi	Fonte de luteína	Muito bom
Lentilha	Boa fonte de proteínas vegetais	Muito bom
Levístico	Rico em flavonoides e em quercetina	Muito bom
Menta	Boa quantidade de antioxidantes. Analgésico, antisséptico e estimulante digestivo	Muito bom
Mel	Rico em frutose	Muito bom
Amoras	Fonte de antocianinas	Muito bom
Nabo	Contém compostos de índoles e glicosídeos de enxofre	Muito bom
Nectarina	Contém bioflavonoides	Muito bom
Noz	Contém ômega-3	Muito bom
Noz-moscada	Estimulante digestivo	Muito bom
Ovo	Contém luteína e zeaxantina (carotenoides)	Muito bom
Cebola branca	Contém selênio e propriedades antioxidantes	Excelente
Cebola roxa	Fonte de antocianinas	Excelente
Cebola rosa	Fonte de compostos fenólicos	Excelente
Azeitonas verdes	Ricas em ácidos graxos monoinsaturados	Muito bom
Cevada	Rico em pré-bióticos	Muito bom

ALIMENTO	PROPRIEDADES	CLASSIFICAÇÃO/ CÂNCER
Pão integral	Rico em fibras e glúcidos complexos	Muito bom
Toranja	Fonte de licopeno	Muito bom
Melancia	Fonte de licopeno	Muito bom
Salsa	Rico em vitamina C e cálcio	Muito bom
Pimentão	Fonte de quercetina	Muito bom
Pimenta	Contém piperina que aumenta a eficácia da cúrcuma	Excelente
Quinoa	Rica em magnésio, em ferro não hemínico e em fibras; fonte de proteínas vegetais	Muito bom
Rabanete negro	Contém compostos de enxofre	Muito bom
Uva	Contém numerosos polifenóis, como o resveratrol	Muito bom
Rúcula	Contém flavonoides, quercetina e carotenoides com propriedades antioxidantes	Muito bom
Semente de sésamo	Rica em proteínas e fibras	Muito bom
Chá	Contém epigalocatequina-3-galato	Muito bom
Tofu	Contém fitoestrogênios	Muito bom
Tomate	Fonte de licopeno	Excelente
Infusão de verbena	Efeito tranquilizante e sobre a digestão	Muito bom
Carne de caça	Fraco teor de ácidos graxos saturados	Muito bom

3. Prática de exercício físico e respiração

MOVIMENTO É VIDA

Sabemos dos benefícios que os exercícios físicos fazem nas nossas vidas. São excelentes para a saúde física, mental e emocional e comprovadamente podem prevenir quase todos os tipos de doenças.

No entanto, muitos ainda acreditam que exercitar-se é seguir aquela rotina maçante dentro de uma academia. Estamos falando de outra coisa. O exercício pode seguir o ritmo de cada um. Alguns têm gosto pessoal pela dança, outros pela ioga, outros pelas artes marciais ou pela caminhada. Precisamos, antes de mais nada, ouvir nosso corpo e entender qual esporte combina com nosso estilo de vida e se encaixa em nossa rotina. Caso contrário, começamos uma rotina de exercícios e não a cumprimos.

Definir um estilo de vida saudável está além de ter um horário marcado para ir fazer academia. Muitas pessoas quando fazem algumas mudanças gradativas na alimentação, já sentem o desejo de efetuar mudanças em outras áreas da vida. Naturalmente, bebem mais água, buscam algo compatível com elas, passeiam de bicicleta ou fazem percursos de escada, ao invés de usarem elevadores.

Priorizar o movimento é muito mais que simplesmente reservar um tempo para os exercícios. Ser saudável é saber respirar ao ar livre, ter contato com a natureza, pisar na grama e descarregar a energia. Ter um estilo de vida saudável que proporciona respeito por si mesmo é o primeiro passo para viver melhor.

Quando damos esse passo, entendemos que estamos beneficiando a nós mesmos, e esse autocuidado e autoamor trazem sentimentos que também nos beneficiam. A reação química no organismo é inegável, e o bem-estar também é uma fonte de cura.

É inevitável: com uma respiração adequada e um exercício de baixo impacto, você se sentirá mais disposto. O cansaço mental vai embora, os medos parecem se dissipar e a sua fisiologia muda.

Respirar é o primeiro e último ato de vida. Nossa vida depende disso. Não vivemos sem respirar. Joseph Pilates diz que é "tragicamente deplorável observar os milhões e milhões que nunca aprenderam a dominar a arte da respiração." Quando nos damos conta do quanto de energia podemos absorver com o simples ato de respirar, nos enchemos de vitalidade.

A respiração é vital para a nossa sobrevivência. É através dela que oxigenamos nosso corpo, levamos nutrientes para as células, recarregamos os níveis de energia alimentando a combustão da glicose e liberamos gás carbônico.

Respirar de forma correta reduz a tensão nos músculos respiratórios e a ansiedade e promove uma sensação de relaxamento, melhorando o foco, a atenção e ampliando a percepção, ajudando a reduzir níveis de estresse.

A respiração abdominal lenta contribui para a diminuição da atividade do sistema nervoso, reduzindo a tensão, já a respiração pelo diafragma é considerada a mais efetiva das técnicas pois administra o nível de estresse reduzindo e controlando os períodos de abstinência e crises de pânico.

Por que o exercício físico é tão eficaz no combate ao câncer? Primeiro, porque o exercício ajuda a queimar as taxas de açúcar do corpo, que é o principal alimento do câncer, e segundo, porque o exercício ativa a circulação sanguínea levando oxigênio em maiores quantidades a todas as células do corpo. Na presença de oxigênio e sem alimento, é como se levássemos as células cancerígenas ao suicídio.

A prática ideal de exercícios são os aeróbicos, pois levam mais oxigênio às células. Geralmente, as pessoas que estão doentes não podem praticar exercícios físicos, no entanto, se não podem correr, devem caminhar. Mantenha a caminhada e mexa-se para manter o corpo em movimento.

No congresso, tivemos uma aula especial com o professor especializado em Medicina Esportiva, Gabriel Silva, que explicou como o exercício pode impactar na saúde e prevenir ou fazer com que as células cancerígenas não proliferem.

De acordo com estudos, quanto maior a frequência de atividade física, menor a incidência de câncer, sendo que as pessoas obesas e inativas têm um risco de ter câncer cinco vezes maior que pessoas magras e ativas.

É sempre bom lembrar que o nível de glicose no corpo altera o pH do organismo, e isso o deixa mais ácido e propenso ao aparecimento de doenças.

Conforme ganhamos gordura corporal, são necessárias quantidades maiores de insulina para colocar a glicose dentro da célula, até que chega o momento em que o pâncreas não consegue mais produzir tanta insulina. Lembrando que quanto mais ácido o corpo, maior a probabilidade de causar mutação genética nas células.

Como, através do exercício, fazemos essa prevenção? Em primeiro lugar, devemos ser mais ativos. Porque pequenas atividades podem favorecer nosso organismo e fazê-lo funcionar da maneira como ele foi feito para funcionar.

Se controlamos o nível de glicose no corpo a partir da atividade física, estamos eliminando um grande fator de risco no desenvolvimento do câncer.

O simples fato de caminharmos alguns minutos por dia já nos tira do sedentarismo. A caminhada, entre outros exercícios físicos, contribui para a redução dos níveis de glicose no sangue, motivo mais do que suficiente para começar a sua caminhada a partir de agora.

O mais importante é que as pessoas tenham consciência de que é a mudança de hábitos que fará a diferença, tanto na prevenção quanto no cuidado, bem como após a cura do câncer para que ele não seja reincidente. Os hábitos devem ser revistos antes, durante e após o tratamento.

O Dr. Sidney Federmann explica que quando fazemos uma hora de atividade física aeróbica por dia, diminuímos os níveis de insulina, estrógenos e progesterona e aumentamos cem vezes os níveis de citocina IL6, que trazem efeitos antitumorais.

As pessoas que simplesmente fazem uma hora de atividade física por dia, sem qualquer outro fator, têm 46% menos risco de mortalidade por câncer.

IOGA

Começamos a praticar ioga no ano de 2006, em Itacaré, Bahia, no Brasil, em uma viagem de férias, e quando retornamos a Portugal, procuramos um professor particular para nos dar aulas. Tivemos aulas durante oito anos, até nos tornarmos autônomos.

Desde então, elegemos a ioga como o exercício mais completo de todos, por tratar a questão da respiração, consciência corporal, meditação, conexão espiritual e controle emocional, não deixando de olhar com atenção para a escolha dos alimentos.

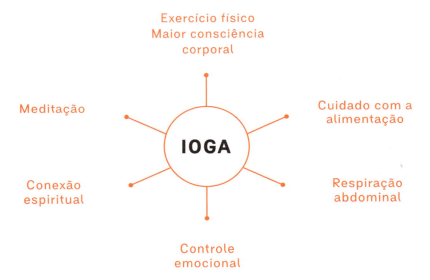

Quando praticamos ioga, aprendemos a observar o próprio corpo e a interpretar os seus sinais. Esse aprendizado inicial nos traz uma nova dinâmica que levamos para a vida em todos os aspectos. Poucas pessoas percebem, mas diversas situações cotidianas trazem emoções e sentimentos que fazem com que o corpo responda. Na ótica holística, em que olhamos o ser humano como um ser integrado, é importante se questionar. De onde vêm as enfermidades e qual a origem de cada uma delas?

Momentos de estresse, questões genéticas, hábitos alimentares, padrões mentais – tudo isso pode ser modificado com a ioga, que nos faz ter consciência, prevenir, tratar e ajudar a curar doenças que acometem ao corpo físico.

Alguns instrutores de ioga afirmam que o câncer pode ser prevenido quando temos um olhar atento sobre nós mesmos. A conexão e a consciência corporal adquirida com a prática da ioga é ampliada para a consciência das emoções e da mente.

A postura, a respiração e a meditação juntas podem mudar o padrão que faz com que as doenças se manifestem. Aliado a isso, durante a prática, comandos são enviados para o sistema nervoso central para que os músculos relaxem, o corpo fique mais leve e os níveis de estresse diminuam.

O trabalho que existe na ioga equilibra os chacras e os canais energéticos do corpo, e por isso é possível equilibrar as glândulas, fundamentais para a saúde do corpo físico, tais como suprarrenais, timo, hipófise, pâncreas e ovários.

Desde que iniciamos as práticas, notamos maior vitalidade, consciência alimentar, sono restaurador e um olhar atento para as necessidades do corpo. Quando estamos atentos ao que ocorre em nosso organismo e temos a mente concentrada no presente, percebemos as alterações. Podemos observar padrões mentais como rigidez, ansiedade e melancolia, que podem trazer respostas que desencadeiam doenças.

A ioga traz uma consciência do aqui e agora e faz com que a pessoa realize suas atividades com concentração e calma, e essa atitude por si só já propicia um autocuidado e o gerenciamento do estresse.

O significado de ioga é união, já que une corpo, mente, emoções, e nos conecta espiritualmente. Um ponto bastante trabalhado nas aulas de ioga é a respiração, que deve ser sincronizada com os movimentos. Esse cuidado de sincronizar movimento com respiração ajuda a levar o corpo e a mente para um estado de relaxamento, por meio da consciência corporal. Por isso, é comum as pessoas se sentirem mais leves depois da prática.

Mais do que uma prática física, a ioga é uma filosofia de vida que ajuda a manter a mente focada no agora, contribuindo para o equilíbrio das emoções e aliviando sintomas de estresse e de ansiedade. Por todos esses motivos, podemos afirmar que o bem-estar proporcionado pela atividade faz com que a qualidade de vida de quem a pratica aumente.

Recentemente, no congresso da Sociedade Americana de Oncologia Clínica, conhecido como ASCO, entre os destaques mostrados no centro de convenções, pesquisadores do MD Anderson Cancer Center – uma das principais instituições do planeta para o tratamento da doença – apresentaram um trabalho no qual relatam como a ioga ajuda a tratar o câncer.

O estudo mostrou como portadoras de tumor de mama submetidas a sessões de radioterapia, quando praticavam ioga, tinham seus níveis de cortisol diminuídos e uma melhora do funcionamento do corpo em geral. Elas também sentiram menos cansaço, dormiam melhor e ainda deram mais foco à espiritualidade, na conexão consigo mesmas e às outras pessoas.

Para que isso seja possível, a ioga se apoia em recursos como a meditação, a respiração lenta e profunda e a execução dos asanas, posturas corporais inspiradas em animais ou em outras referências da natureza.

A apresentação de uma pesquisa sobre ioga em um evento mundial como esse é a evidência mais concreta de que a medicina ocidental está incluindo a ioga na sua lista de recursos contra as doenças.

No Brasil, o Hospital Israelita Albert Einstein, em São Paulo, um dos mais importantes da rede privada do país, prepara-se para oferecer a prática como mais uma opção de seu departamento de terapias complementares. No hospital A. C. Camargo, também na capital paulista, e especializado no atendimento a pacientes com câncer, aulas de ioga começaram a ser adotadas para trabalhar a ansiedade dos pacientes.

Os especialistas explicam que, quando a pessoa sente o sintoma, se contrai. Com a ioga, aprende a relaxar profundamente, o sangue circula mais, levando oxigênio às células e facilitando a apoptose das células cancerígenas.

4. Potencializar a cura

"Existem mais de quatrocentas
formas de cura natural"
Dr. Leonard Coldwell

Os três passos anteriores revertem o quadro que favorece o desenvolvimento do câncer, o que cria um cenário favorável para que o corpo recupere o seu estado saudável.

Para ajudar o corpo a vencer o câncer, precisamos desintoxicar o organismo, seguir uma vida saudável, fortalecer o sistema imunológico através de uma alimentação alcalina e balanceada, praticar exercício físico, ter oxigênio e sono reparador. Existem inúmeros aliados na cura, além dos que citamos dentro de cada uma das histórias de nossos pais.

TERAPIAS TRADICIONAIS

Embora a medicina convencional tenha avançado no sentido de diagnosticar o câncer mais precocemente, a verdade é que o número de mortes por câncer não para de aumentar, conforme reporta a OMS.

Quando falamos em câncer, o maior medo das pessoas diante da doença, é a quimioterapia, um tratamento invasivo que, segundo estatísticas, provoca mais pânico que a própria morte.

Precisamos estar dispostos a tomar as rédeas das nossas vidas e assumirmos o papel de protagonistas diante de um diagnóstico. Esse protagonismo nos faz buscar tratamentos e profissionais que estejam a par daquilo que acreditamos ser o melhor para nós.

No site oficial do Instituto Nacional do Câncer podemos ler que "o primeiro quimioterápico antineoplásico foi desenvolvido a partir do gás mostarda, usado nas duas Guerras Mundiais como arma química". O qual, por sinal, foi proibido após a Convenção de Genebra. Não é de se admirar, portanto, que os efeitos da quimioterapia sejam tão devastadores.

Para o Dr. Leonard Coldwell, a explicação que se dá é que quimioterapia, radioterapia e cirurgias caras fazem essa indústria bilionária andar.

Segundo o World Cancer Report 2014, em 2010, foi gasto US$ 1,16 trilhão com a doença, o que demonstra a dimensão do negócio envolvido com o câncer.

Se estamos falando que as causas do câncer estão relacionadas ao nível de toxicidade e radiação do organismo, intoxicá-lo ainda mais ou sujeitá-lo a radiação parece não fazer sentido.

Logo que recebem o diagnóstico, a maioria dos pacientes é aconselhada a seguir um protocolo de quimioterapia. O Dr. Lair Ribeiro tem uma frase conhecida que cabe bem quando descrevemos a quimioterapia no tratamento do câncer: "Grande parte dos pacientes com câncer não morrem do câncer, mas sim das quimioterapias".

Para o especialista Dr. Victor Sorrentino, "ninguém sabe o que pode acontecer de efeitos colaterais com esses venenos". Cada vez mais as pessoas estão ficando alertas e fazendo a pergunta: "Quimioterapia para quê?". E o curioso disso tudo, para não dizer trágico, é que milhares de pessoas morrem por efeitos adversos desses venenos.

O Dr. Alan C. Nixon, ex-presidente da Sociedade Americana de Química, afirma: "Como um químico treinado para interpretar os dados, é incompreensível para mim que os médicos possam ignorar as claras evidências de que a quimioterapia causa muito, muito mais danos do que benefícios."

É por isso que Dr. Charles Mathe, especialista francês em câncer, aconselha: "Se eu contraísse câncer, eu jamais iria a um centro de tratamento convencional de câncer. Somente as vítimas de câncer que vivem longe de tais centros têm uma chance".

O especialista em curas naturais, Mike Adams, aponta que tratar o câncer com quimioterapia "é como tratar o alcoolismo com vodka. É como tratar a doença cardíaca com queijo ou diabetes com xarope de milho com alta concentração de frutose. O câncer não pode ser curado exatamente com aquilo que o causa".

Estudo publicado no Clinical Oncology (2004), realizado nos Estados Unidos da América e Austrália junto a 227.874 pacientes, mostrou que em média, apenas 2,2% dos pacientes que foram submetidos a quimioterapia tinham sobrevivido ao final de cinco anos. Trata-se de uma estatitística demolidora, que conhecida pelos pacientes no momento em que decidem submeter-se a tal violento tratamento, os faria pensar duas vezes. A radioterapia também pode aumentar o risco de desenvolvimento de um câncer. Os tipos de câncer associados à radioterapia são inúmeros, principalmente a leucemia e os sarcomas. A maioria dos pacientes que se submetem à radioterapia desenvolve cânceres secundários associados ao tratamento, e não como consequência do câncer original. Esses cânceres provocados pela radioterapia aumentaram muito nas últimas duas décadas, porque a rádio passou a ser prescrita com muito mais frequência, em geral após a químio.

Acreditamos que, num futuro próximo, os pacientes diagnosticados com câncer possam, antes de se submeter a um tratamento invasivo como a quimioterapia, fazer uma desintoxicação do corpo e alcalinização, e depois uma nova avaliação. Assim como Dona Adelina reverteu o diagnóstico após algumas semanas de tratamento natural, em muitos casos, os pacientes podem encontrar a cura sem que precisem de tratamentos invasivos que podem por vezes agravar o estado de toxicidade do organismo.

ALIADOS NA CURA

Existe uma grande variedade de aliados na cura do câncer. Apresentamos a seguir alguns daqueles que costumamos aconselhar e seus respectivos fundamentos.

PRÁTICAS SAUDÁVEIS

Importância do jejum
O jejum é importante na desintoxicação do organismo para purificação do corpo e da mente.

Nosso organismo tem duas funções básicas: a assimilação do que colocamos dentro de nosso corpo e a desassimilação. Metade do tempo é passado a digerir o que colocamos para dentro e a outra metade limpando aquilo que colocamos para dentro.

Quando paramos de consumir alimentos, harmonizamos a parte orgânica do nosso corpo. Por isso, o jejum tornou-se um aliado na luta contra o câncer.

Um estudo publicado na revista *Science Translational Medicine* descreve resultados animadores do jejum na luta contra a doença. Pesquisadores da Universidade do Sul da Califórnia, em Los Angeles, apostaram no jejum para varrer do organismo as células malignas.

Foram muitos anos de pesquisas intensas, até que a equipe comandada pelo biólogo Valter Longo conseguiu provar o que o cientista ítalo-americano já desconfiava: diferente das células normais, as cancerígenas não sobrevivem em ambientes hostis. Em 2003, Longo, que estuda o envelhecimento celular, imaginou se, em estado de privação de nutrientes, as células com mutações oncogênicas se comportariam da mesma forma que as saudáveis. O biólogo explica que, na falta de alimentos, as células sadias entram em um estado semelhante ao da hibernação: se "recolhem", evitando qualquer tipo de atividade que possa consumir os nutrientes restantes, até que a fartura as abasteça novamente.

As células cancerígenas são diferentes. Elas precisam estar ativas o tempo todo, pois, para formar um tumor, têm de se dividir inúmeras vezes. Desde então, a equipe de Longo tem se esforçado para testar a eficácia do jejum no combate ao câncer.

Descanso

Vivemos numa cultura onde o descanso é visto como improdutivo. As pessoas cada vez mais parecem correr contra o tempo e não se dão a oportunidade de repousarem. O corpo está sempre sob estado de tensão e não tem momentos em que pode se recuperar.

Existe uma necessidade do ser humano ter um sono reparador. Mas não aquele cochilo com a televisão ligada ou no sofá. Precisamos de um sono em que dormimos no silêncio e no escuro. Se possível, devemos acordar sem despertador.

No centro de nossa cabeça, bem no meio do cérebro, existe uma estrutura do tamanho de uma semente de laranja. É a glândula pineal, que o filósofo francês René Descartes considerava a morada da alma, e os hindus, a sede de um dos chacras mais importantes do corpo. É ali, conforme a ciência desvendou depois, que se produz o hormônio da noite, a melatonina.

Fabricada pelo corpo, a melatonina não só regula o momento de dormir como participa da reparação das nossas células, expostas ao estresse, à poluição e a outros elementos nocivos. Ela é um antioxidante poderoso e combate os radicais livres que agridem o organismo. Em sincronia com o fim do dia e da luminosidade, ela passa a ser liberada a fim de preparar o organismo para o período noturno.

A glândula pineal é responsável pela liberação de quatro hormônios que têm a função de reviver e renovar nosso organismo. A liberação desses hormônios ocorre entre as 22 horas e 3 da manhã. São eles: serotonina, arginina, vasotocina, epitalamina e melatonina.

Vale lembrar que todos esses hormônios ajudam e muito no tratamento contra o câncer, assim como ajudam a tratar outras doenças degenerativas do sistema nervoso, como o mal de Parkinson.

Respiração
É o básico de nossa sobrevivência. Podemos aguentar semanas sem comer, dias sem beber, mas não sem respirar.

Há diversos fatores que podem influenciar a nossa respiração e é pouco discutido o quanto o oxigênio pode matar o câncer que vive dentro de nós.

Nascemos com a respiração abdominal e quando crescemos concentramos a respiração na parte torácica e esquecemos a abdominal. Foi descoberto há muitas décadas que as células cancerígenas não gostam de oxigênio – na verdade, elas morrem quando expostas a ele.

O Dr. Otto Warburg descobriu que as células cancerígenas são anaeróbias (não respiram oxigênio) e não podem sobreviver na presença de altos níveis de oxigênio, como em um estado alcalino.

Nas palavras desse prêmio Nobel de Medicina: "Todas as células normais têm uma exigência absoluta de oxigênio, mas as células cancerígenas podem viver sem oxigênio – uma regra sem exceção.".

Ele também destacou algo alarmante: "Prive uma célula de 35% do seu oxigênio durante 48 horas e ela pode tornar-se cancerosa.".

Mastigar bem os alimentos
A sugestão é mastigar tão bem os alimentos até o ponto em que eles pareçam líquidos. Ficam aqui algumas das principais razões para o fazer:

1. Os hormônios que transmitem ao cérebro a sensação de saciedade levam cerca de quinze minutos para serem liberados na corrente sanguínea. Se comermos muito rápido, a quantidade de alimentos ingerida no período de tempo em que hormônios são liberados é maior do que se comermos devagar. Dessa forma, devemos gastar, pelo menos, trinta minutos por refeição, bem como trinta mastigações por porção antes de engolir, de forma a ingerir porções de alimento menores;
2. Não mastigar convenientemente os alimentos pode originar problemas no organismo, bem como dificuldades na absorção de nutrientes essenciais;
3. Facilita o processo de digestão, evitando mal-estar associado a dificuldades nesse processo. Ao mastigar corretamente, equilibramos os níveis de acidez que há no estômago, evitando refluxos, acidez estomacal e gastrite;
4. Para além da produção de colecistoquinina (CCK), que tem efeito estimulante, comer devagar inibe a secreção de grelina, que transmite a sensação de fome ao organismo;
5. A digestão inicia-se na boca, com a quebra de alimentos e seu respectivo umedecimento. É importante que a saliva entre em contato com os alimentos por um período de tempo considerável, uma vez que contém amilase salivar, uma enzima necessária à digestão dos carboidratos;
6. Fazer as refeições devagar permite-lhe saborear os alimentos, sentindo seu aroma e sabor de forma demorada. Isto é impor-

tante dado que, por vezes, tendemos a comer mais, de forma a saciar as papilas gustativas.

TERAPIAS COMPLEMENTARES

Terapia do riso

"Eu não corrijo os problemas.
Eu corrijo o meu pensamento.
Então, os problemas se corrigem."
Louise Hay

Uma boa risada nos eleva a um espaço totalmente novo, e hoje sabe-se que ela causa um efeito no neurotransmissor dopamina que reduz a ansiedade, melhora o ânimo, a energia e a motivação. Expressar gratidão, rir e recordar bons momentos causa um efeito fantástico no nosso organismo. Ser positivo libera serotonina e reduz maus hábitos.

Existem ONGs no Brasil em que pessoas se vestem de palhaços para alegrar os pacientes de hospitais, principalmente crianças com câncer, e os resultados têm sido muito animadores. Também em muitos hospitais nos Estados Unidos a terapia do riso vem sendo aplicada como terapia complementar, ajudando vários tipos de pacientes.

No livro de Norman Cousins, que curou a si mesmo de uma doença fatal, existem algumas premissas sobre a qualidade de vida que ele adotou e podem auxiliar qualquer paciente em busca da cura:

1. Compreenda que cada ser humano tem uma capacidade interna de recuperação e reparação;
2. Reconheça que a qualidade de vida é muito importante;
3. Assuma a responsabilidade pela qualidade de sua própria vida;
4. Estimule as forças regenerativas e reparadoras dentro de você;
5. Utilize o riso para criar um humor em que as outras emoções positivas possam ser postas em operaração para você e para aqueles que o rodeiam;

6. Desenvolva a confiança e a capacidade de sentir amor, esperança e fé e adquira uma forte vontade de viver.

Ajustar essa atitude a uma de gratidão e felicidade pode fazer toda a diferença. Como diria Chaplin: "O riso é o tônico, o alívio, uma pausa que permite atenuar a dor".

Há agora um acúmulo de apoio em relação à importância do riso e do seu valor terapêutico no tratamento do câncer. A evidência mostra que os cirurgiões usavam o humor para distrair os pacientes da dor já no século XIII.

De acordo com alguns estudos, a terapia do riso pode proporcionar benefícios físicos, tais como estimular o sistema imunológico, aumentar o influxo de oxigênio, estimular o coração e os pulmões, relaxar os músculos através do corpo, acionar a liberação de endorfinas, facilitar a digestão, aliviar a dor, equilibrar a pressão arterial e melhorar as funções mentais.

Um ataque de depressão pode arrasar nosso sistema imunológico. A alegria e a atividade harmoniosa nos mantêm saudáveis e prolongam a vida.

A lembrança de uma situação negativa ou triste libera os mesmos hormônios e substâncias biológicas destrutivas que o estresse.

Suas células estão constantemente processando todas as suas experiências e metabolizando-as de acordo com seus pontos de vista pessoais. Não se pode simplesmente captar dados isolados e confirmá-los com um julgamento. Você se transforma na interpretação quando a internaliza. Quem está deprimido projeta tristeza em todas as partes do corpo.

A produção de neurotransmissores no cérebro se altera, o nível de hormônios varia, as plaquetas sanguíneas se tornam mais viscosas e mais propensas a formar grumos e até as suas lágrimas contêm traços químicos diferentes das lágrimas de alegria. Todo esse perfil bioquímico será drasticamente modificado quando a pessoa se sentir tranquila.

Shakespeare não estava sendo metafórico quando, através de seu personagem Próspero, afirmou: "Somos feitos da mesma matéria que os sonhos".

Terapia do perdão

Muito se tem estudado sobre a terapia do perdão como um exercício para a cura mental, emocional e espiritual do paciente. Hoje sabemos que a ideia do perdão se apresenta nas diversas culturas da Terra. Toda intervenção que visa tratar problemas, suas causas e seus sintomas, com o fim de restabelecer a saúde ou o bem-estar é chamada de terapia. O perdão é a terapia de ouro para nossos problemas somáticos, psíquicos ou psicossomáticos.

Todos os estudos e esforços que pudermos fazer na área intelectual a respeito do entendimento do perdão nos faz entender o quanto é importante trabalhar a parte emocional de cada paciente.

A área da Psicologia tem apresentado avanços quanto ao tema. Em um artigo de 2012, os pesquisadores Rodrigo Gomes Santana e Renata Ferrarez Fernandes Lopes, da Universidade Federal de Uberlândia, estudando o perdão em seu artigo *Aspectos conceituais do perdão no campo da psicologia*, constatam que, por ser a Psicologia uma ciência relativamente nova, o interesse pelo estudo do perdão também é recente.

Uma corrente de pesquisadores considera o perdão como um fenômeno intrapessoal, ou seja, o indivíduo deve resolver-se dentro de si mesmo, sem a necessidade da participação do ofensor. Isso pode acontecer, mesmo que o ofendido não tenha mais relação com o ofensor, ou mesmo que este tenha falecido.

A outra corrente entende que o perdão deva ser abordado de forma interpessoal, ou seja, importa a relação com o outro. É levada em conta a forma de relacionamento antes e depois do incidente e como cada um contribui para o relacionamento. Nesse sentido, estimulam-se as conversas francas e as terapias familiares nas quais os conflitos são discutidos abertamente e cada um coloca seu ponto de vista e as razões para ter agido de determinada forma.

A terapeuta Dra. Robin Casarjian apresenta visões práticas da aplicabilidade do perdão, e diz que o perdão é algo que se pode fazer imediatamente, mesmo quando existem pessoas em relação a quem não nos sintamos prontos a perdoar.

Ela ensina a aceitar e a vivenciar a raiva, diluí-la e nunca a cultivar. Isso mostra que perdoar é mais do que algo que se faz quando se é culpado, está zangado ou ressentido. A Dra. Robin explica que, ao encontrarmos alguém, o impulso do ego é julgar e fazer distinções para determinar se estamos lidando com um amigo ou com um inimigo em potencial.

Como toda terapia envolve procedimentos, exercícios e esforços de modificação, não basta o conhecimento intelectual do conceito. Ela propõe que três vezes ao dia, por alguns minutos, onde quer que estejamos, pratiquemos o perdão com pessoas que nunca vimos antes, ou que não conhecemos bem. A partir do perdão em "campo neutro", em sua obra *O livro do perdão*, a Dra. Robin desenvolve exercícios de perdão aplicados aos pais, aos cônjuges, crianças e a nós mesmos.

Pessimismo, mágoa, desejo de vingança, ciúme e rebeldia emocional transformam-se em tóxicos destrutivos para o organismo, agredindo células e abrindo espaço para a contaminação bacteriológica. Depressões e distúrbios do pânico, ansiedades e angústias também são produtos do cultivo de sentimentos desalinhados de nossa mente.

No sentido de minorar esses desequilíbrios, ela indica a terapêutica do perdão das ofensas. E lembra que praticarmos o perdão não significa que o ofensor ficará liberado da responsabilidade do ato ignóbil praticado.

Algumas dicas para a Terapia do perdão:

1. Perdoar significa vergar sem quebrar, ser suficientemente forte para suportar o grande peso da injúria, mas flexível o bastante para se recuperar;
2. Você tem o direito de se sentir triste, traído, irritado e ressentido quando é magoado. Compreenda, aceite e expresse seus sentimentos. Varrê-los para debaixo do tapete apenas fará com que eles venham à tona em outro lugar, numa outra ocasião;
3. Ninguém pode fazê-lo sentir-se mal. Você tem o poder de escolher entre viver amargurado ou viver aperfeiçoando-se. Assuma a responsabilidade por seus sentimentos, reivindique o seu poder.

O perdão traz uma recompensa maravilhosa, que é o fato de as pessoas melhorarem e prolongarem a sua vida.

Hidrocolonterapia

"Todas as doenças
 começam no intestino."
Hipócrates

O intestino é nosso segundo cérebro, e 70% do nosso sistema imunitário está lá localizado. Assim, esses fatos são o bastante para lhe darmos a importância que ele merece no que diz respeito à prevenção e ao tratamento de doenças, em especial do câncer e das doenças autoimunes.

A hidrocolonterapia é um procedimento de limpeza do intestino grosso no qual se insere água morna filtrada e purificada através do ânus, permitindo eliminar as fezes acumuladas e as toxinas do intestino. Através dessa terapia, é possível libertar todos os "antepassados" que continuam a digerir a nossa parede intestinal.

Depois de retirar o glúten e a caseína e adotar um regime alimentar mais alcalino, de forma a reverter a acidez e a inflamação do intestino, seguimos para a hidrocolonterapia e terminamos com a introdução de bactérias saudáveis através do uso de probióticos ou do reforço de alimentos que os contêm, como o alho, a couve, a cenoura e o nabo, entre outros.

As bactérias boas, também chamadas de microbiota e que representam 85% dos trilhões de bactérias que habitam o nosso intestino afetam a interrelação entre o intestino, o cérebro e os sistemas imunitário e hormonal.

O Dr. David Perlmutter, prestigiado neurologista norte-americano, afirma: "A microbiota do intestino representa 99% do DNA do nosso corpo, sendo bastante sensível e maleável às escolhas do nosso estilo de vida, em especial às nossas escolhas alimentares".

Por tudo o que foi dito anteriormente, é importante cuidar muito bem do nosso intestino, pois é lá a origem de muitas patologias. A hidrocolonterapia, ao lado de escolhas alimentares inteligentes, vai trazer inúmeros benefícios para sua saúde:

1. Prevenção de doenças crônicas, degenerativas e de câncer do cólon;
2. Desintoxicação do organismo;
3. Expulsão de vermes e parasitas;

4. Libertação da pressão exercida em órgãos vizinhos;
5. Reeducação da função excretora do cólon;
6. Revitalização do sistema imunológico;
7. Melhorias na digestão e absorção de nutrientes;
8. Revitalização da flora intestinal.

Terapia de Gerson
Há mais de sessenta anos, o médico, Dr. Max Gerson, começou a curar pacientes que, tal como ele, sofriam de enxaquecas que nenhum de seus colegas tinha sido capaz de curar. A cura do Dr. Gerson se deu através da exploração da relação entre a doença e a alimentação.

Primeiro, ele começou a alimentar-se exclusivamente de laticínios e as dores não passaram, depois, passou a alimentar-se unicamente de maçãs cruas e assadas e as enxaquecas desapareceram. A partir de então, foi introduzindo novos alimentos e observando de que forma eles traziam de volta as suas enxaquecas. Foi através da autocura que começou a introduzir mudanças na alimentação dos seus pacientes, concluindo que uma dieta rica em frutas e vegetais orgânicos poderia contribuir para curar quase todas as doenças.

Um paciente constatou que, seguindo essa mesma alimentação, havia melhorado seu caso de tuberculose cutânea, e foi assim que seu trabalho chamou a atenção de outros profissionais médicos. O Dr. Gerson desenvolveu e refinou sua terapia até a sua morte, em 1959, com 78 anos. A filha, Charlotte Gerson, reviu e ampliou o seu legado e, em 1977, abriu o Gerson Institute em San Diego (Estados Unidos da América), e hoje, com 96 anos e uma saúde e energia invejáveis, conta também com um instituto na Hungria e outro no México.

A terapia Gerson busca criar as condições para que o nosso organismo utilize a habilidade de se curar fornecendo a ele todos os nutrientes necessários, evitando todos os elementos tóxicos dos alimentos e do ambiente e, por fim, estimulando o corpo a eliminar todas as toxinas acumuladas.

Essa terapia usa métodos de desintoxicação que estimulam a eliminação de resíduos, regeneram o fígado, fortalecem o sistema imunitário e restauram os elementos essenciais para um metabolismo mais saudável.

Com a ingestão de nutrientes de alta qualidade e a retirada de elementos agressores para desintoxicação celular e orgânica, todo o metabolismo melhora.

Em vez de tratar apenas os sintomas de uma doença específica, a terapia de Gerson trata as causas da doença em si.

SUPERALIMENTOS

Aloe Vera (babosa)

Poucos sabem, mas a babosa é um legume. Os egípcios chamavam essa planta de sangue dos deuses e da imortalidade.

No livro *Câncer tem cura*, o Frei Romano Zago descreve os poderes de cura da babosa. Segundo ele, a combinação de babosa, mel e bebida destilada foi responsável pela cura de diversos pacientes, inclusive em casos terminais. As propriedades medicinais da planta encontram-se na folha e não apenas no gel.

Sabe-se que a babosa tem inúmeras substâncias que podem favorecer a saúde e um alto teor de uma substância denominada "acemannan", que é parte constitutiva de todas as membranas celulares, sua presença é o que aumenta a resistência imunológica do organismo contra parasitas, vírus e bactérias causadores de enfermidades. É a base de todas as células do tecido conjuntivo, inclusive a pele, as mucosas, os tendões, as articulações, as cartilagens e a parte de que se originam os ossos.

Essa substância possui propriedades antivirais, antibacterianas, antimicóticas e antineoplásicas, que podem ajudar a estabilizar a flora bacteriana dos órgãos digestivos. Também estimula a movimentação dos órgãos digestivos, contribuindo para a eliminação, pelo intestino grosso, de proteínas estranhas causadoras de alergias. Sendo assim, a *acemannan* tem efeito direto sobre as células do sistema imunológico.

Sucos verdes

Frutas e vegetais são alimentos que mais se associam à longevidade dos humanos.

As frutas e os vegetais estão repletos de micronutrientes benéficos para o nosso organismo, mas por vezes não conseguimos consumi-los em quantidades suficientes, para que nos forneçam todas as vitaminas e sais minerais de que precisamos.

Se extrairmos o suco desses vegetais, a ingestão dos micronutrientes será mais fácil, as quantidades serão mais significativas e a absorção pelo organismo será otimizada.

O consumo de vegetais sob a forma de suco permite também preservar as enzimas boas que, quando cozidas a altas temperaturas, podem ser destruídas, dificultando a digestão e a absorção dos alimentos.

Um dos principais benefícios do consumo de sucos verdes é a desintoxicação do organismo e o restabelecimento do equilíbrio entre a acidez e a alcalinidade, de forma a prevenir e até potencializar a cura de algumas doenças.

A ingestão diária de um suco verde no café da manhã deveria fazer parte de sua rotina, pois é uma excelente maneira de começar o dia com mais energia e vitalidade.

Deixamos aqui a sugestão de um suco verde que, embora muito simples, traz consigo excelentes benefícios no combate ao câncer: uma cenoura, uma maçã, uma mão de salsa, meia beterraba e um talo de aipo. Bater tudo no liquidificador ou passar na centrífuga e beber em jejum.

Mas esse não é o único suco que pode ser usado como aliado contra o câncer. Existem diversas receitas disponíveis em livros e na internet. Na página **saudenacozinha.org**, em que a Elisabete e a Joana ensinam receitas de sucos, refeições completas e alimentação funcional, você pode encontrar muitas sugestões.

Amêndoas de damasco

As amêndoas de damasco contêm fibras, minerais e algumas vitaminas, entre elas uma quantidade significativa de vitamina B17, cuja ação no corpo tem um efeito anticancerígeno. Essa vitamina é benéfica tanto para prevenir a doença como para os pacientes que já sofrem dela.

As amêndoas de damasco contêm laetrile, que na presença das células cancerígenas libertam cianeto, provocando a morte dessas células, por envenenamento. No entanto deve evitar-se o consumo excessivo dessa substância e fazer uma pausa de uma semana a cada três semanas de consumo contínuo para limpar o organismo.

Cogumelos
Os cogumelos possuem compostos fitoquímicos únicos que contribuem de forma inigualável para o fortalecimento do sistema imunitário, e os seus resultados podem melhorar significativamente se a eles juntarmos cebolas e outros vegetais numa base diária.

Os cogumelos possuem também um efeito inibidor da angiogênese (novos vasos sanguíneos que se desenvolvem a partir de outros já existentes), dificultando o aparecimento e o crescimento de tumores, bem como o surgimento de metástases.

O valor nutritivo dos cogumelos é muito elevado e o seu índice glicêmico é baixo, o que faz com que possam ser consumidos sem problemas por pessoas diabéticas ou com câncer. Além do mais, não apresentam efeitos secundários e estão ao alcance de qualquer pessoa.

No Japão, é habitual o uso de cogumelos *maitake*, *shiitake*, *reishi* e *coriolus versicolor* durante a quimioterapia. Esses cogumelos contêm grandes quantidades de polissacarídeos, que estimulam diretamente o sistema imunitário. Pesquisadores da Universidade de Kyushu mostraram que os pacientes com câncer do cólon que consomem esses cogumelos durante e após a quimioterapia têm um período de sobrevida mais longo.

Além dos cogumelos referidos, existem outros que também apresentam propriedades antitumorais, como o *cogumelo do sol*, o *enoki*, o *crimini*, o *PortoBello*, o *cogumelo ostra* e o *cogumelo do cardo*.

Segundo David Servan-Schreiber, de todos eles, os que apresentam um efeito mais efetivo sobre o sistema imunitário são provavelmente o *maitake* e o *coriolus versicolor*.

Chlorella

Poucos conhecem o poder da *chlorella*, algas verdes unicelulares de água doce que pertencem à categoria de células eucarióticas. Presentes no planeta há milhões de anos, são uma das primeiras formas de vida e resistiram a catástrofes naturais, sendo por isso consideradas campeãs de sobrevivência.

O nome *chlorella* deriva do prefixo "chloros" (verde) e sufixo "ella" (pequeno), referindo-se ao seu excepcional conteúdo de clorofila que lhe dá a cor verde. Essa alga tem em sua composição 70% de clorofila, o que faz dela a maior fonte de clorofila em nosso planeta.

As aplicações da *chlorella* vêm sendo ampliadas devido aos diversos estudos que comprovam efeitos benéficos das mais diversas ordens. Importa aqui ressaltar aqueles que estão diretamente ligados à prevenção e ao tratamento do câncer.

1. Equilibra o pH do organismo;
2. É fonte de ferro, ajudando a prevenir a anemia;
3. Aumenta o poder de regeneração celular;
4. Estudos realizados em Kanazawa, no Japão, demonstraram que está envolvida na modulação de respostas imunes, com atividade antitumoral, antibacteriana e antiviral;
5. Estudos realizados no Instituto Kitasato, no Japão, indicaram que as algas diminuíam os efeitos secundários da quimioterapia e retardavam o crescimento de certas células cancerígenas;
6. Atua no combate ao câncer, pois os carotenóides da alga evitam a oxidação das células;
7. É considerada um poderoso desintoxicante das células do corpo, pois ajuda a eliminar metais pesados como o chumbo, o cádmio, o mercúrio e o urânio;
8. Fortalece o sistema imunológico, aumentando a capacidade dos glóbulos brancos na defesa do organismo;
9. Pesquisas realizadas na Universidade de São Paulo afirmam que quando a *chlorella* é tomada adequadamente por um período de um mês é capaz de remover partículas radioativas de pessoas que fazem radioterapia ou que estão expostas a radiação.

Moringa

A moringa oleífera, nativa do noroeste da Índia, é fonte de cerca de noventa nutrientes e contém todos os aminoácidos. As nutritivas folhas fornecem betacaroteno e vitaminas C, B2, B3, B6, B7, D, E e K.

É também rica em minerais e uma boa fonte de ferro, potássio e cálcio, além de cobre, magnésio, manganês e zinco. Contém 27% de proteína a mais do que qualquer tipo de carne, dezessete vezes mais cálcio que o leite, 25 vezes mais ferro que o espinafre, dez vezes mais vitamina A que a cenoura, sete vezes mais vitamina C que a laranja e três vezes mais potássio que a banana.

É uma das maiores fontes de antioxidantes e seus fitonutrientes ajudam o corpo a rejuvenescer a nível celular.

As sementes de moringa eliminam as bactérias presentes na água e podem ajudar a purificá-la para o consumo humano, como em processo de filtragem. Além disso, é muito potente para evitar a formação de tumores e é de grande ajuda no tratamento de úlceras, bronquite, dores musculares, febre e muitos outros problemas de saúde.

Óleo de coco

O ácido láurico, que destrói o câncer do cólon e que está presente no óleo de coco, é normalmente encontrado no leite materno. É um ácido graxo de cadeia média que dá apoio ao sistema imunológico e tem abundância de propriedades antimicrobianas. Algumas pessoas consideram o óleo de coco cru, orgânico e virgem, um superalimento que pode ajudar a curar o câncer e doenças neurodegenerativas, pois é um supercombustível para o cérebro, reduz a inflamação e fortalece o sistema imunológico.

De acordo com a American Society for Nutrition, estudos clínicos mostraram que as gorduras encontradas no óleo de coco (*Medium Chain Fatty Acids*) são úteis no tratamento e prevenção de doenças, tais como osteoporose, diabetes, doenças relacionadas com vírus (mononucleose, hepatite C, herpes etc.), doença da vesícula biliar, doença de Crohn e câncer.

Foi ainda demonstrado que o óleo de coco diminui os efeitos secundários da quimioterapia e melhora a qualidade de vida de doentes com câncer.

Suco de limão com bicarbonato de sódio
O suco de limão com bicarbonato de sódio orgânico tem um alto poder antioxidante e alcalinizante, além de sua importância em termos de vitamina C, potássio, sais minerais e antioxidantes. Ajuda a fortalecer o sistema imunológico, prevenindo e combatendo doenças, além de ajudar na digestão, e fortalece o coração e o fígado, bem como protege a pele.

Previne a acidose que pode ocorrer quando os rins não estão eliminando a quantidade suficiente de ácido do corpo ou quando o corpo produz muito ácido.

Essa mistura permite depurar o fígado e regular o nível de colesterol ruim. Basta servir um copo de água à temperatura ambiente, adicionar uma colher de café de bicarbonato mais o suco de meio limão. Depois é só mexer bem para que tudo fique homogêneo. O ideal é tomar pela manhã, em jejum. No caso de gastrite essa combinação não é recomendada.

O limão pode ser usado também para temperar alimentos, como saladas, ajudando na absorção dos sais minerais como o ferro.

Graviola
A graviola é uma planta nativa da América e é cultivada em climas subtropicais. É pobre em calorias e tem um baixo índice glicêmico, o que a torna um excelente alimento para quem sofre de diabetes e câncer.

As pesquisas apontam que as folhas, os ramos, a casca e as sementes de graviola contêm um conjunto de químicos chamados "acetogeninas anonáceas". Esse composto previne o câncer e inibe a proliferação das células cancerígenas, evitando que crie metástases.

De acordo com vários estudos, diferente do que ocorre com determinados tratamentos de quimioterapia, a graviola atacaria as células doentes, mas não danificaria as saudáveis. Por suas propriedades antibacterianas, antiparasitárias, antiespasmódicas, adstringentes, inseticidas, hipotensoras (diminui tensões) e vermífugas (expulsa vermes intestinais), é recomendável sempre ter a graviola à disposição e consumir as doses preventivas recomendadas.

Em 1976, no National Cancer Institute (Estados Unidos da América), foi comprovado que o poder "quimioterápico" da graviola sobre as células cancerígenas é dez mil vezes superior ao do composto chamado "adriamicina", um dos citotóxicos mais agressivos empregados atualmente na quimioterapia. A fruta apresenta uma propriedade antitumoral extraordinária, sendo a sua toxicidade seletiva, que não prejudica as células saudáveis.

Na Universidade de Purdue, em Indiana, Estados Unidos, foi constatado seu poder anticancerígeno em cânceres pulmonares, prostáticos, de mama, de bexiga, de reto, esôfago e cólon, além da eficácia no tratamento da leucemia.

Arônia
Planta nativa do leste da América do Norte, é considerada por alguns nutricionistas como "o fruto mais saudável do mundo", pela capacidade que o consumo de suas bagas tem em reduzir os níveis de colesterol, melhorar a circulação sanguínea e retardar o envelhecimento, além de prevenir e tratar infecções urinárias e diabetes.

A arônia tem a mais alta concentração de antioxidantes entre os diversos frutos, protegendo assim o corpo contra os efeitos da oxidação.

O efeito de seus frutos negros na cura do câncer é conhecido e defendido por pesquisadores da Universidade de Ohio e Maryland nos Estados Unidos. A arônia, com suas capacidades antioxidantes, está no topo dos alimentos que servem como agente anticâncer, com especial destaque para o câncer do cólon.

Usada na medicina tradicional chinesa, ela reduz as células de câncer de pulmão e não impacta as células saudáveis. Combinada com ferro, ela tem uma taxa de destruição de células de

75%. Por isso alguns médicos a batizaram "a bomba inteligente contra o câncer".

Chá verde

Sabemos que beber chá é uma tradição antiga que remonta a cinco mil anos na China e na Índia. Considerada durante muito tempo nessas culturas como uma ajuda para uma boa saúde, os pesquisadores agora estão estudando o chá para possível uso na prevenção e no tratamento de uma variedade de cânceres.

Quando incorporamos o chá verde na rotina de Dona Violeta, sabíamos que a substância epigalocatequina-3-galato (EGCG), elemento encontrado no chá, poderia destruir as células cancerígenas sem prejudicar as células normais. A ECGC possui múltiplas qualidades anticancerígenas: previne o desenvolvimento de novos vasos, a progressão do câncer e o surgimento de metástases, estimula o sistema imunitário, possui propriedades anti-inflamatórias, induz a apoptose das células e, por ser diurético, ajuda na eliminação das toxinas da quimioterapia.

O chá verde possui substâncias naturais com efeitos antioxidantes, que podem proteger as células dos danos provocados por agentes com potencial carcinogênico.

Quando consumir chá verde, dê preferência ao japonês, conhecido como Sencha, Gyokuro ou Matcha, pois é mais rico em catequinas do que o chá verde chinês. A quantidade recomendável é de duas gramas por dia, numa infusão de oito a dez minutos. Beba seis chávenas ao longo do dia no máximo até às dezesseis horas, pois a cafeína pode perturbar o sono.

As folhas do chá não devem ser fervidas: deve-se despejar sobre elas a água fervendo. É recomendável tomá-lo depois das refeições, para não interferir na absorção do ferro dos alimentos.

Cúrcuma

A cúrcuma, também conhecida por açafrão-da-índia, é usada há milhares de anos pelos indianos e é o anti-inflamatório natural mais poderoso identificado até hoje. Ela tem todo esse poder graças a um forte antioxidante químico chamado curcumina, que tem propriedades anti-inflamatórias e anticancerígenas impedindo o crescimento das células doentes.

Pesquisadores acreditam que a cúrcuma previne e retarda o crescimento de vários tipos de câncer, principalmente de esôfago, boca, intestino, estômago, pele e mama.

Mesmo para quem não tenha o diagnóstico de câncer, ela é excelente para proteger contra doenças do fígado, estimular a vesícula biliar e o sistema circulatório.

Alguns médicos, como o Dr. Lair Ribeiro, pregam seu uso em todas as refeições, dando uma pitada de tempero na comida e até mesmo no café da manhã.

A cúrcuma pode ser utilizada em uma grande variedade de pratos (sopas, caril, molhos, arroz, guisados), e cada vez mais temos à disposição as raízes inteiras, o que torna a ação antioxidante superior à da especiaria moída.

Para aumentar a biodisponibilidade da cúrcuma, que é de difícil absorção pelo instestino, devemos dissolver ¼ de colher de chá de pó de cúrcuma em ½ colher de chá de azeite de oliva e adicionar-lhe uma boa pitada de pimenta preta moída, pois a piperina da pimenta permite aumentar mais de duas mil vezes a absorção da curcumina. Existem outros condimentos e chás que também permitem melhorar a absorção da curcumina, tais como o gengibre, os cominhos e o chá verde.

A Dra. Odile Fernández deixa outra sugestão no livro *Guia completo anticâncer*: "Para as pessoas que estão vivendo um câncer, a dose diária de cúrcuma deve ser de, pelo menos, três gramas a cada oito horas. Para tal, fervemos 250 ml de água, dissolvemos uma colher de café de cúrcuma e uma pitada de pimenta preta, deixamos ferver por dez minutos, bebendo depois de esfriar um pouco.". Esse preparado deve ser consumido até um máximo de quatro horas para não perder as suas propriedades terapêuticas.

Cenoura
Conhecida principalmente como fonte de vitamina A, a cenoura é rica em carotenoides que fornecem antioxidantes e ajudam a

combater os radicais livres, o envelhecimento celular e melhoram a visão. É também uma aliada de peso no combate ao câncer. Um estudo da Escola de Saúde Pública de Harvard (Estados Unidos da América) apontou que o consumo de pelo menos duas porções diárias de vegetais ricos em carotenoides (a cenoura é a que tem a maior concentração da substância) reduz em até 17% os riscos de incidência de câncer de mama.

O poder da cenoura contra os tumores não para por aí: um estudo da Associação Americana de Pesquisa sobre o Câncer, de 2012, confirmou que o betacaroteno e o alfacaroteno, presentes no alimento, são capazes de inibir a multiplicação de células defeituosas e, como também são antioxidantes, impedem que as células sejam atingidas por radicais livres.

Vegetais crucíferos
Você sabia que uma universidade dos Estados Unidos apontou que, quando tratamos o câncer com quimioterapia ou radioterapia, o tumor desaparece, mas as células-tronco presentes nele continuam vivas e podem ter a capacidade de se regenerar? Com o experimento, foi descoberto que a ingestão de vegetais crucíferos neutralizou, em 24 horas, 75% das células cancerígenas.

O brócolis, a couve-flor, a couve-portuguesa, a couve-lombarda, a couve-chinesa, a couve-de bruxelas, o repolho, o rabanete, o nabo, o agrião e a rúcula, entre outros, fazem parte da grande família das brássicas ou crucíferas. Esses vegetais contêm duas moléculas com elevadas propriedades anticancerígenas : o sulforafano e o indole-3-carbinol (I3C). Essas moléculas têm a capacidade de eliminar do organismo determinadas substâncias cancerígenas, impedem o desenvolvimento de tumores malignos, promovem a apoptose e travam a angiogênese. É especialmente importante contra o câncer do cólon, esôfago, mama, ovário, bexiga, estômago, pulmão e próstata, entre outros.

O agrião aumenta os níveis de antioxidantes no sangue e inibe o crescimento das células da doença, bloqueando o crescimento do tumor. Os brócolis são um dos alimentos mais densos em nutrientes, e quando consumidos com regularidade, a probabilidade de surgir câncer de mama é mais reduzida. Existem estudos que indicam que a ingestão de três ou mais doses de crucíferas por semana reduz pela metade o risco de câncer da próstata, e que a ingestão de uma dose diária ou de uma dose semanal, para as mulheres, reduz em 50% e 17%, respectivamente, a probabilidade de desenvolver câncer da mama.

As crucíferas, além de prevenirem o câncer, possuem ainda a capacidade de aumentar a sobrevida dos pacientes e evitar as recaídas. De todas elas, a que mais benefícios traz na prevenção e tratamento do câncer é o brocólis – por isso, o consuma com frequência para o bem de sua saúde.

As crucíferas devem ser consumidas no mínimo três vezes por semana, preferencialmente cruas, e utilizá-las em sucos verdes é uma ótima opção. Se preferir cozinhá-las, deve fazê-lo a vapor em cozimento curto, e não se esqueça de mastigá-las muito bem, assim como todos os outros alimentos.

Quando inseridas em sopas, devem ser cortadas em pequenos pedaços ou até mesmo picadinhas para tirar o máximo dos seus agentes anticancerígenos. Devem ser cozidas no máximo a 90 graus, para as moléculas não se degradarem e perderem os seus benefícios.

Cebola e alho

Aqui em casa, alho e cebola sempre foram mais que alimentos. Eles são verdadeiros remédios, e a ciência decidiu há alguns anos investigar as suas propriedades.

Esses legumes contêm uma substância chamada alicina, um poderoso antioxidante, desintoxicante, antiviral e anticancerígeno. Sabe-se hoje que eles protegem o estômago e são capazes de reduzir o risco do câncer gástrico.

Já o hábito de comer alho todos os dias foi associado à redução de mais de 30% do risco de tumor gástrico. Assim, alho e cebola, e, geralmente, os alimentos que contêm compostos de enxofre, tais como o alho-poró, são úteis para a prevenção do câncer e para o retardamento de uma bactéria que provoca gastrite e úlceras, a *Helicobacter pylori*. Estudos anteriores já haviam demonstrado que o alho age como uma proteção ao risco de câncer de cólon. Para que o alho liberte a alicina, é preciso descascá-lo e esmagá-lo ou cortá--lo, pois se não o descascarmos essa enzima não será ativada.

Gengibre

O gengibre possui multifunções: além de aliviar os efeitos colaterais dos tratamentos de quimioterapia e de radiação, ajuda no tratamento de câncer através de propriedades anticancerígenas e anti-inflamatórias. Ele previne o crescimento de tumores pré--cancerosos e ajuda a impedir a sua proliferação.

Por isso, os compostos de gengibre podem funcionar como quimiopreventivo eficaz e/ou agentes quimioterapêuticos.

Estudos indicam que ele é eficaz em casos de câncer de mama, próstata, fígado, pulmão, pâncreas e de pele.

Sementes de linhaça

As sementes de linhaça são muito nutritivas, e são a fonte vegetal mais importante de ômega-3, qualidade que dividem com as sementes de chia. O consumo diário de duas colheres dessas sementes corresponde a mais de 140% das necessidades diárias recomendadas deste ácido graxo.

O consumo regular da linhaça torna possível a redução das inflamações crônicas, e as suas propriedades antioxidantes permitem prevenir e combater a formação de tumores, assim como evitar a formação de metástases.

Estudos afirmam que o consumo de trinta gramas de linhaça por dia em doentes com câncer da próstata pode inibir o crescimento dos tumores em 30 a 40%, assim como pode diminuir o risco de câncer da mama em 20% devido ao efeito protetor e regulador dos níveis hormonais observado nas lignanas. Quando falamos em mulheres com câncer de mama, há uma diminuição de 42% no risco de morte na pós-menopausa e 40% na morte por todas as causas.

Os benefícios são inúmeros, pois além de prevenir o desenvolvimento de diversos tipos de cânceres, elas aumentam a imunidade, regulam o trânsito intestinal e reduzem a taxa de açúcar no sangue.

O consumo das sementes de linhaça inteiras não é recomendável, pois, além das lignanas não estarem ativas, há o perigo de espetarem a parede intestinal. Recomenda-se a compra das sementes e não da farinha, pois além de ser mais cara, vem oxidada e sem seus principais benefícios. As sementes devem ser moídas no momento que vão ser consumidas num pequeno moedor de café – depois, é só usar a sua criatividade: pode usá-la em saladas, cereais, sucos, sopas, bolos e até em pães.

Romã

A romã, originária do Himalaia, é utilizada na medicina persa desde dois mil anos a.C. A romã é sinônimo de antioxidantes no que se refere à sua composição nutricional, sobretudo no sumo e na casca, fonte rica em dois tipos de compostos polifenólicos com alto poder antioxidante: antocianinas, que dão às frutas e sucos sua cor vermelha; e taninos hidrolisáveis (como elagitaninos), que respondem por 92% da atividade antioxidante do fruto inteiro.

Rica em vitamina C, vitamina E e coenzima Q10, a atividade antioxidante da romã é maior que a do chá verde. Além de antioxidante, reforça o sistema imunitário, impede a proliferação das células anormais e, devido ao seu efeito anti-inflamatório, cria um terreno favorável a suicídio das células tumorais.

Estudos revelam que a ingestão diária de um copo de suco de romã desacelera a progressão das células cancerígenas da próstata em 67% e favorece a morte celular dessas células.

Por todos os benefícios que esse fruto traz, recomenda-se a ingestão de um copo de suco de romã por dia, no café da manhã.

Spirulina havaiana

Pouca gente a conhece, mas a spirulina é uma microalga extremamente rica em nutrientes, como as vitaminas do complexo B, proteínas, cálcio, ferro, magnésio, potássio e manganês.

A diferença entre a spirulina havaiana e a comum advém sobretudo da sua proveniência, a havaiana se desenvolve num local mais puro, livre de substâncias tóxicas e de água contaminada. Assim, quando comprar, certifique-se da sua proveniência.

Com suas propriedades antioxidantes e anti-inflamatórias, ela protege contra os danos oxidativos. O principal componente ativo é a ficocianina, que combate os radicais livres e inibe a produção de moléculas de sinalização inflamatória. A spirulina, como a *chlorella*, ajuda na desintoxicação de metais pesados, evita o acúmulo de toxinas no fígado e melhora a circulação sanguínea.

A ingestão diária desse superalimento aumenta o teor de hemoglobina nos glóbulos vermelhos e melhora a força muscular, além de aumentar os níveis de oxigênio do sangue e reforçar o sistema imunitário.

Recomenda-se a ingestão de uma a duas colheres de café de spirulina por dia em sucos ou em vitaminas.

Tomate
Estudos recentes, publicados em revistas sobre nutrição e medicina, demonstram que o licopeno, o pigmento que dá cor vermelha ao tomate, é um potencial agente anticâncer. Ele também é encontrado em vegetais e frutas como a melancia, a goiaba vermelha e o mamão.

Os cientistas explicam que, graças à sua estrutura química, o tomate é eficiente no combate aos radicais livres, moléculas capazes de induzir o surgimento de tumores.

As pesquisas associam o consumo cotidiano de tomate à redução do risco de câncer, especialmente o de próstata e o de mama. Na linha da ação cardioprotetora, o tomate nos presenteia com boas doses de ácido fólico, vitamina C e potássio.

Os molhos de tomate e os concentrados são ricos em licopeno. Quanto mais maduro estiver o tomate, maior a quantidade de licopeno. O tomate orgânico, colhido na época e já maduro, livre de agrotóxicos, produz molhos e purês muito mais saudáveis, pela quantidade de licopeno, que serão mais efetivos na ação anticâncer.

Cacau e chocolate preto

O cacau (também chamado "alimento dos deuses"), bem como seus derivados, contém muitos antioxidantes e são uma excelente fonte de procianidinas e polifenóis. Essas moléculas, também presentes nos frutos vermelhos, cebolas, vinho tinto e chá verde, mas em menor quantidade, contribuem para o abrandamento do desenvolvimento das células cancerígenas, travam a angiogênese e evitam metástases.

Em termos de consumo, deve se dar preferência ao chocolate com um mínimo de 85% de cacau, quando misturado com leite, a absorção dos polifenóis não acontece e todos os seus benefícios são anulados.

A quantidade diária deve limitar-se a vinte gramas, pois como o cacau é rico em gordura, ele deve ser ingerido com moderação. Em vitaminas ou outras preparações culinárias, o chocolate preto pode ser substituído por cacau cru – nessa apresentação, este superalimento fornece ainda mais antioxidantes, magnésio, ferro e triptofano, beneficiando a saúde cardiovascular e muscular.

Suplementos

Somos apologistas de que o ideal é seguir uma alimentação saudável que seja predominante em frutas, legumes e verduras, com baixo teor de gordura, sal e açúcar. Mas infelizmente o mundo atual não permite obter todas as vitaminas, minerais e ácidos graxos essenciais que o nosso organismo precisa a partir daquilo que comemos.

O tipo de agricultura intensiva e a utilização massiva de agrotóxicos levou ao empobrecimento nutritivo dos solos e ao declínio do valor nutricional dos alimentos, com consequências nefastas para nossa saúde. Isso leva a uma maior necessidade de nutrientes para proteger e desintoxicar o organismo.

À medida que vamos envelhecendo, por um lado o nosso organismo vai perdendo a capacidade de produzir determinados hormônios, havendo a necessidade de recorrer à modulação hormonal bio-idêntica, e por outro lado, pode existir um déficit nutricional que pode ser revertido através da suplementação de micronutrientes com o objetivo de promover a saúde e evitar doenças crônicas muito comuns em faixas etárias mais elevadas.

Acreditamos que os alimentos não podem ser substituídos por "pílulas mágicas", e muito menos na prática de um regime alimentar baseado em produtos processados, carregados de gorduras transgênicas e açúcares refinados, em que para mascarar o erro as pessoas se entopem com suplementos vitamínicos e antioxidantes.

Nenhum suplemento pode substituir os benefícios que decorrem do consumo regular de frutas e legumes, e é partindo dessa afirmação que entendemos ser necessário o recurso à suplementação em determinados casos, pelas razões expostas anteriormente, devendo sempre ser acompanhado por um médico ou nutricionista.

Deixamos algumas sugestões de suplementos utilizados pelos nossos familiares e amigos que não pretendem ser exaustivas, visto que cada caso é um caso e a avaliação deverá ser feita tendo em conta as especificidades de cada pessoa.

Probióticos

Os probióticos são microorganismos vivos que apoiam as bactérias "boas" de nossos intestinos. Essas células bacterianas representam aproximadamente 95% do número de células total do corpo humano. Dos trilhões de bactérias, com cerca de 2kg, que habitam nossos intestinos, 85% são consideradas boas, as restantes estão lá devido aos nossos hábitos alimentares e ao nosso estilo de vida.

Sendo os intestinos considerados o nosso "segundo cérebro", devemos cuidar muito bem deles, pois, dependendo daquilo com que os nutrimos, podemos influenciar o comportamento do cérebro, aliviando o estresse e evitando a ansiedade e a depressão.

Quando há uma predominância de bactérias "hostis" em relação às "boas" (fruto de uma alimentação rica em carne, lacticínios e gorduras), nosso organismo fica exposto a uma série de doenças, que podem ir de uma colite ulcerosa a um câncer.

A flora intestinal é muitas vezes destruída pelo uso frequente de antibióticos, pelos poluentes químicos, por uma alimentação menos saudável e pela quimioterapia.

É de conhecimento geral que a quimioterapia detona o sistema imunitário e a flora intestinal, provocando mudanças no DNA das células saudáveis e até originando novos tumores. A suplementação regular com probióticos é de extrema importância durante a quimioterapia, mas nenhum dos oncologistas que conhecemos ao longo dos últimos dez anos os recomendou.

A saúde de nossos intestinos pode ter um papel muito mais importante em nosso bem-estar geral do que normalmente imaginamos, como, por exemplo, nos pensamentos e emoções, perturbações inflamatórias, dores crônicas, no nível de energia, da qualidade do sono e até das dores que sentimos.

O Dr. David Perlmutter, no livro *Cérebro de farinha*, recomenda a suplementação de probióticos que ofereçam pelo menos dez espécies, incluindo *lactobacillus acidophilus* e *bifidobacterium*, e que contenham no mínimo dez bilhões de bactérias ativas em cada cápsula. Essas bactérias promovem o bom funcionamento dos intestinos e previnem a obstipação, o que vai fazer com que as substâncias tóxicas dos alimentos fiquem menos tempo em contato com a parede intestinal. As bactérias probióticas contribuem enormemente para a desintoxicação do corpo e inibem o crescimento das células do câncer do cólon e da bexiga.

Existem alguns alimentos ricos em probióticos que você poderá introduzir ou reforçar no seu regime alimentar, como o alho, a abóbora, a berinjela, a couve, a cenoura, o nabo, o pepino, o *kefir* de água e o chucrute (couve fermentada).

Resveratrol

O resveratrol, também apelidado de "molécula milagrosa", é um antioxidante encontrado em inúmeras plantas, incluindo casca de uva, framboesas, amoras e amendoins. Sua função na natureza é combater os fungos durante a estação das chuvas, e é sobretudo prevalente nas uvas usadas para produzir o vinho tinto.

Esse composto protege as células de um número considerável de doenças e é descrito com frequência como um auxiliar dos sistemas imunitário e de defesa de nosso organismo.

O resveratrol, além de suprimir a inflamação e combater o envelhecimento, atua na redução de risco de desenvolvimento de diversos tipos de cânceres, na capacidade de aumentar a morte celular, na diminuição da proliferação de células tumorais, na regulação do ciclo celular e na modulação de enzimas antioxidantes e anti-inflamatórias.

Por todas as propriedades benéficas que o resveratrol apresenta, e tendo em conta que nem sempre se conseguem as doses diárias recomendadas para a prevenção e tratamento de câncer, a suplementação é uma opção.

Selênio

O selênio atua em diferentes reações enzimáticas no corpo, e a insuficiência desse mineral aumenta muito o risco de desenvolvimento de câncer. Estudos mostram que em populações que não apresentam essa insuficiência reduz-se entre 24 e 36% o risco de desenvolvimento do câncer.

Uma das maiores fontes desse nutriente é a castanha-do-pará, mas ele também pode ser encontrado no gérmen de trigo, na cebola, no alho, no tomate, no brócolis e na levedura de cerveja. Cabe lembrar que o teor de selênio nos alimentos varia de acordo com o tipo de solo em que eles são produzidos.

Esse mineral é necessário para manter a função da tireoide e das enzimas do fígado, além de combater radicais livres que podem causar o câncer.

Raiz de astragalus

Em 2009, três vencedores do Prêmio Nobel de Fisiologia e Medicina descobriram como os cromossomos podem ser duplicados sem se degradarem. Essa descoberta mostrou quão importante era preservar telômeros saudáveis. A pesquisa revelou que algumas moléculas de astragalus têm o potencial de melhorar o crescimento de telômeros.

A raiz de astragalus atua estimulando o sistema imunológico e é eficaz nos tratamentos de quimioterapia à base de platina, usados no tratamento do câncer de pulmão, assim como doentes submetidos a radioterapia ou a quimioterapia têm recuperações mais rápidas, se ao mesmo tempo suplementarem a sua alimentação com esta raiz.

Dióxido de cloro

Segundo o Dr. Andreas Kalcker, o dióxido de cloro é um potente oxidante capaz de destruir toxinas, convertendo sua toxicidade em componentes relativamente inócuos ou menos tóxicos que o corpo pode assimilar ou expelir de maneira mais fácil.

Um fato que muita gente desconhece é que a maior causa de morte por câncer não é o câncer em si, mas sim pela intoxicação com os resíduos gerados pelas células cancerígenas. Esses resíduos causam perturbações hepático-renais e bloqueiam os rins e o fígado, os filtros de nosso sistema para manter o sangue limpo.

"É a oxidação que gera a alcalinização do corpo", diz o Dr. Andreas Kalcker. O que alcaliniza o corpo de verdade é a respiração pulmonar e a combustão interna produzida pelo exercício físico. O sangue tem um pH de 7,35 nas veias, e quando passa pelos pulmões e se enriquece com oxigênio, muda o pH para 7,45. Podemos ver que a variação do pH do sangue é mínima e deve ser mantida dentro desses parâmetros. Por exemplo, se o pH do sangue baixa para 6,7 a pessoa entra em coma por acidez metabólica, correndo o risco de morrer, se não for imediatamente regularizado.

Assim, melhor do que ingerir suplementos alcalinizantes, é respirar e praticar exercício físico para provocar a combustão dos excessos de açúcar, que provocam acidez através da fermentação, no caso de permanecer no corpo em excesso.

O fundamento apresentado pelo Dr. Kalcker está baseado no princípio de que as células cancerígenas apresentam um tipo de metabolismo anormal da energia, o que leva a sugerir que o câncer é uma doença metabólica, e não hereditária.

No momento em que as células dispõem de energia suficiente, elas se dão conta de que são defeituosas, e se suicidam provocando a remissão do câncer. Então, sem dúvida que uma substância como o dióxido de cloro, que tem uma capacidade oxidativa anormalmente elevada, pode causar perfeitamente uma mudança de polaridade mitocondrial, provocando a apoptose das células tumorais.

Segundo o Dr. Andreas Kalcker, uma dieta restrita em açúcar e com muito carburante (oxigênio) vai debilitar o câncer. O dióxido de cloro é, assim, um importante aliado no processo de cura.

Coenzima Q10
Nosso organismo consegue fabricar naturalmente a coenzima Q10. No entanto, quando a função imunitária está em desequilíbrio, a capacidade do organismo para produzir esse composto é muitas vezes insuficiente, daí a necessidade da sua suplementação.

A coenzima Q10 é um antioxidante essencial que ajuda a proteger as células de carcinógenos, ajudando a retardar o crescimento de tumores, reforçando o sistema imunológico e reduzindo as inflamações que podem facilitar a propagação das células cancerígenas.

Melanoma e câncer de mama são dois tipos de tumores malignos para os quais a coenzima Q10 tem demonstrado benefício clínico substancial. As pesquisas apontam para um risco dez vezes menor de metástase nos grupos suplementados com a coenzima Q10. Esse efeito foi ainda mais acentuado para aqueles com melanoma mais avançado, em que pacientes suplementados com coenzima Q10 tiveram treze vezes menos probabilidade de desenvolver metástases.

Vitaminas C e D
São conhecidas as vantagens de ambas as vitaminas no reforço do sistema imunológico, levando médicos conceituados como o Dr. Lair Ribeiro afirmar que a doença só de desenvolve quando o corpo apresenta insuficiência dessas vitaminas.

Segundo o Prof. Linus Pauling, doze gramas de vitamina C por dia podem ajudar a curar o câncer e a afastar tumores. Por outro lado, o Dr. Leonard Coldwell sugere altas doses de vitamina C três vezes ao dia, em pacientes com câncer. Por isso, entendemos melhor a importância do limão como aliado na cura do câncer e de outras doenças.

Na atualidade, vivemos com medo de tomar sol, e por isso a maioria das pessoas vive em déficit de vitamina D, que é anti-cancerígena. Já dissemos antes que o desenvolvimento do câncer está correlacionado com a deficiência de vitamina D, por isso exponha-se ao sol por cerca de vinte minutos diários em média e evite ou mesmo reverta o câncer.

Queremos aqui reforçar nosso sincero agradecimento aos trinta palestrantes do Congresso on-line *Vida sem câncer*, realizado em outubro de 2015, com um agradecimento especial à Angela Bomfanti, que ajudou na organização do evento com todo empenho, disponibilidade e dedicação.

Conclusão
Jorge Martins

Quando mais escuro está,
melhor se veem as estrelas.

Ao longo deste livro, você deve ter percebido que fomos avançando no que diz respeito ao conhecimento relacionado ao funcionamento do organismo e aos caminhos da cura e da prevenção do câncer.

Quando nos deparamos com a doença de nossos pais, recebemos um grande impacto, mas acreditamos hoje que não foi por acaso que tantas coisas aconteceram desde então.

Graças à doença deles, fomos obrigados a pesquisar métodos não invasivos e outras terapias complementares que poderiam auxiliar os pacientes de câncer. Terapias que estão auxiliando pessoas mundo afora.

No dia que sofri o acidente no Brasil e tive o sonho de produzir o congresso online *Vida sem câncer*, tive a certeza de que levar esse conhecimento para o mundo era parte de minha missão.

A vida começou a nos apresentar possibilidades e encontros que tornaram o congresso possível. Pessoas nos deram alento, nos motivaram e nos ajudaram a seguir em frente. Não esqueço o dia em que apresentei o projeto no Power Mind, do Rodrigo Cardoso e recebi uma onda de energia que nos fez avançar. Lembro-me bem das palavras do próprio Rodrigo: "Como eu gostaria de ter conhecido o Jorge quando minha mãe ainda era viva, talvez pudéssemos ter evitado a sua partida prematura.". Em cada vida que resgatamos, sentimos que vale a pena esse propósito, pois como costumo dizer: "UMA VIDA, UMA MISSÃO".

Foi a partir do congresso que aprendemos tantas coisas com os inúmeros profissionais da área de saúde que deram suas palestras.

Hoje, sabemos que um estilo de vida anticâncer é a chave para a prevenção de muitas doenças. Muitas pessoas adotam um estilo de vida completamente antinatural, e o ser humano não é mais capaz de suportar tantos maus tratos com seu corpo.

Viver sem tomar água, sem movimento, alimentando-se de toxinas fabricadas por indústrias, fazendo o corpo dar conta de alimentos pesados e industrializados, acidificando o organismo e deixando-o inflamado: além do câncer e das doenças cardiovasculares, as pessoas estão apresentando problemas de depressão, diabetes, sistema nervoso, pânico, todos relacionados à ingestão de alimentos que não foram feitos para nos nutrir.

Observe seus alimentos. Se eles tiverem vida, eles trarão vida. Se eles estiverem intoxicados de agrotóxicos ou vierem dentro de pacotinhos, certamente não trarão qualquer benefício.

Um estilo de vida que promove a saúde está relacionado à capacidade de viver, de se relacionar com os problemas, ver o sol, respirar, caminhar ao ar livre, sentir o vento batendo no rosto, de dormir com qualidade. É diferente de viver um dia dentro de uma sala de escritório, com luzes artificiais e alto índice de estresse que perturba nosso sistema psíquico e nossa mente.

Perceba hoje como está o seu nível de saúde. Não é apenas observar se seu pH está alcalino, porque isso você pode alterar facilmente com alimentação alcalinizante e água de boa qualidade, incorporando alguns hábitos. É perceber se seu estilo de vida está proporcionando vida ou se o está fazendo adoecer.

Você está feliz com seu trabalho? Tem feito coisas que o enriquecem como ser humano ou que apenas lhe trazem dinheiro? Você tem vivido relações prazerosas com as pessoas que o cercam? Tem vivido conflitos emocionais? Como você os resolve?

Tem sentido que a pressão da vida moderna está fazendo com que você perca a vontade de viver?

Que tal repensar esse estilo de vida? Que tal incorporar pausas no seu dia a dia, ver o sol, passear ao ar livre, sorrir, conversar e ver pessoas, além de simplesmente se enfiar nas redes sociais? Que tal viver?

A doença chega porque não estamos dispostos a viver. Muitos de nós estão à beira de um suicídio inconsciente, levando a vida de forma desregrada, cavando a própria cova. Coisas óbvias como o consumo de bebidas alcóolicas, cigarros e carne vermelha, que já sabemos que nos fazem mal. Mas e as conversas cheias de reclamação? E as toxinas mentais da fofoca, do estresse, da raiva? Como você tem administrado tudo isso em sua vida? Não está na hora de dar um basta?

Você é o responsável pela sua vida. É você que pode fazer escolhas que podem alterar o rumo dela a qualquer momento. Você pode escolher um trabalho que odeia e adoecer por isso. Você pode estar num relacionamento ruim e adoecer por isso. Você pode estar se entupindo de açúcar e trigo e adoecer por isso. Mas você tem a chave para mudar o que quiser, quando quiser. É só querer e você pode viver. Pode mudar a alimentação, pode mudar o estilo de vida, pode decidir dormir mais, olhar a vida com mais leveza e, ao invés de entrar no ritmo insano dos outros, criar seu próprio ritmo que, como uma onda, impactará as pessoas a seu redor.

Já vimos famílias inteiras "curando-se" quando uma só pessoa adoecia. Elas incorporavam novos hábitos em suas rotinas.

Chega de adoecer. Chega de maltratar a si mesmo. Ame-se, cuide-se, faça algo por si mesmo. Vá, hoje mesmo, criar hábitos que possam alterar a rota da sua vida, trazendo bem estar e felicidade ao seu dia a dia. Crie momentos de alegria com seus filhos, agradeça os momentos felizes, peça ajuda espiritual, reconecte-se consigo mesmo, sinta a vida pulsar pelas células do seu corpo, respire, beba água, cozinhe com amor. Crie oportunidades para a saúde penetrar em sua vida.

Não basta se tratar com remédios. Não basta mudar hábitos por um curto espaço de tempo e depois voltar ao que era. É necessário que você observe como tem lidado com a vida. Observe sua rotina, sua maneira de viver e veja se tem algo muito errado com ela. Não é normal acordar todos os dias cansado, embora seja comum. Não é normal ter medo, embora seja comum. Não é normal estar cheio de doenças, embora seja comum. Não deixe que o comum se torne normal ou corriqueiro. Não deixe que a caixa de remédios seja sua fuga, muito menos a comida, a bebida ou qualquer outra droga.

Faça sua vida valer a pena. Enfrente-a com coragem, saia do quarto, vista-se com seu corpo, ame-o e cuide dele como ele merece. Somos perecíveis ao tempo e mais cedo ou mais tarde ele sofrerá os efeitos do mau funcionamento. Não somos eternos. Portanto, cuide de si mesmo.

Esse livro foi escrito com a finalidade de fazê-lo acordar para a vida e encontrar caminhos naturais para a cura. Desperte para as consequências de um estilo de vida que só promove a doença. Não perca tempo vivendo uma vida que o consome.

Somos seres humanos, não máquinas. Precisamos de ar, água, alimentos naturais e vida. Mexa-se. Mas mexa-se agora. Feche este livro, respire lenta e profundamente e desperte para a vida que te espera. Se estiver com um diagnóstico de doença, acredite, tudo pode ser reversível. Você tem a prova disso com os vários casos de cura que foram relatados ao longo deste livro.

Conscientemente, sabendo fazer as escolhas certas, decida ser saudável. Decida ser feliz. Ame a sua vida.

Então, você não encontrará as doenças pelo caminho. Acredite.

Poderá complementar a leitura deste livro assistindo ao documentário *Vida sem câncer* em **vidasemcancer.com**, onde poderá ver mais depoimentos de pacientes e especialistas.

Posfácio
Elisabete Farreca

Este livro foi enviado para a editora em finais de maio de 2018, época em que Dona Maria lutava com todas as suas forças para superar a doença e poder realizar o seu maior desejo, que era estar presente no casamento de seu neto mais velho, Gonçalo.

Nessa época, a Dona Maria deu entrada no Instituto Português de Oncologia (IPO) do Porto para fazer a colostomia, mas devido ao seu estado debilitado, esperou cerca de duas semanas até que a operação pudesse ser feita. No meio-tempo, a sua filha Estela chegou da Austrália, e foi como se trouxesse com ela uma energia sobrenatural que fez com que Dona Maria se recuperasse e estivesse apta a fazer a cirurgia.

O casamento de Gonçalo seria 7 de julho, e a cirurgia foi precisamente um mês antes. Os pensamentos de Dona Maria eram dominados pela necessidade de se recuperar rapidamente, mas infelizmente o fígado não estava respondenodo da melhor forma, e os médicos tiveram que ser cautelosos com a medicação.

Apesar da sua situação frágil, ela regressou para casa uma semana depois da cirurgia e lá iniciou sessões com uma fisioterapeuta para ganhar força e poder movimentar-se sozinha, já que se encontrava numa cadeira de rodas.

Em finais de junho, voltou ao IPO para avaliação da cirurgia, e os médicos concluíram que ela ainda não estava em condições de receber um novo tratamento quimioterápico, devido à situação do fígado, mas que milagres aconteciam e que tinham que ir avaliando, agendando nova consulta para dali a quinze dias.

O dia do casamento chegou e Dona Maria estava lá, encantada com tudo o que se passava ao seu redor, com uma felicidade imensa por poder fazer parte daquele momento juntamente com o seu marido e com seus familiares. Foi um casamento marcado por muitos sorrisos, mas também por muitas lágrimas, principalmente por parte do noivo, que é de uma sensibilidade incomum em jovens de sua idade.

Havia um sentimento de grande alegria, pois estava se constituindo uma nova família, mas por outro lado havia o sentimento antagônico de tristeza. Parecia estar chegando a hora da partida de um elemento fundamental, responsável por essa família ser o que ela é hoje: uma família unida, muito trabalhadora, amiga dos seus amigos e acima de tudo solidária, valores fundamentais transmitidos para filhos e netos por Dona Maria e Tio Zé do Mário.

No dia seguinte ao casamento, Jorge falou para mim que tínhamos que ir visitar Dona Maria, pois ele estava com um pressentimento de que ela não estaria entre nós por muito tempo. No final da tarde, liguei para a Estela e perguntei se poderíamos visitar a Dona Maria, ao que ela respondeu afirmativamente.

Chegamos à casa da Estela e logo encontramos Dona Maria deitada no sofá da sala. Sentamos junto dela, pegamos e acariciamos suas mãos, e ela falou para nós o quanto estava feliz por ter vivenciado a festa linda do dia anterior, e repetia vezes sem conta "estou tão feliz", "muito obrigada por tudo" e "onde há amor, há felicidade".

O Jorge beijou a sua testa, eu apertei a sua mão e fomos dali com a certeza de que aquela seria a última vez que veríamos a Dona Maria com vida. No dia seguinte, pela manhã, ela pediu que todos os filhos e netos viessem para junto dela e teve a oportunidade de se despedir de cada um deles.

No final da tarde a Dona Maria partiu em paz e muito feliz por ter concretizado o seu desejo. Três dias depois do casamento do Gonçalo, estavam praticamente as mesmas pessoas no funeral da Dona Maria.

Foi a primeira vez que passamos por uma experiência como essa, que nos marcará para o resto de nossas vidas: num dia exulta-se o amor, onde não faltaram homenagens sentidas aos avós, e dias depois celebra-se a partida de alguém que deixa tantas saudades.

O final dessa história não foi aquele com que sonhamos, mas como já dissemos anteriormente, esta senhora foi um exemplo para nós e para a sua família, e por tudo aquilo a que ela se dispôs a enfrentar merece aqui uma referência muito especial. A Dona Maria foi uma guerreira, como tantas vezes a filha lhe chamou, e morará sempre nos nossos corações não só pela forma como encarou e lutou contra a doença, mas pela sua missão de vida que foi sempre cuidar de forma extraordinária de sua família.

Onde há Amor, há Felicidade! Que Deus a abençoe, Dona Maria.

Bibliografia

MORITZ, Andreas. *Cancro não é um mecanismo de sobrevivência*. Barcarena: Marcador, 2014.
BÉLIVEAU, Richard; GINGRAS, Denis. *O método anticancro*. Lisboa: Guerra & Paz, 2015.
BERGEROT, Caroline; BERGEROT, Paulo Gustavo. *Câncer: o poder da alimentação na prevenção e tratamento*. São Paulo: Cultrix, 2006.
SORRENTINO, Victor. *Segredos para uma vida longa*. Porto Alegre: TRX Estratégias de Comunicação, 2014 (2ª ed.).
KALCKER, Andreas Ludwig. *Saúde proibida*. Voedia, 2018.
Diversos autores. *Saúde: trilha de transformação*. Belo Horizonte: Ame, 2012.
BYRNE, Rhonda. *O segredo*. Alfragide: Lua de Papel, 2007.
WALSCH, Donald. *Conversas com Deus*. Lisboa: Sinais de Fogo, 2013.
TOLLE, Eckhart. *O poder do agora*. Cascais: Pergaminho, 2001.
____. *A prática do poder do agora*. Cascais: Pergaminho, 2008.
GOSWAMI, Amit. *O médico quântico*. São Paulo: Cultrix, 2006
GORDON, Richard. *Toque quântico – o poder de curar*. São Paulo: Madras, 2018.
STEIN, Diane. *Reiki essencial: manual completo sobre uma antiga arte de cura*. São Paulo: Pensamento, 2008 (9ª ed).
KALCKER, Andreas. *CDS: la salude es posible*. Voedia, 2013.
BRENNAN, Bárbara Ann. *Mãos de luz*. São Paulo: Pensamento, 2017.
CARR, Kris. *Crazy sexy cancer tips*. Springfield: Skirt!, 2007
COBRA, Nuno. *A semente da vitória*. São Paulo: Senac, 2015 (103ª ed).
CHOPRA, Deepak. *A cura quântica*. São Paulo: Best Seller, 1989.

COELHO, Manuel Pinto. *Chegar novo a velho: medicina do futuro*. São Pedro do Estoril: Prime Books, 2015 (4ª ed).
SERVAN-SCHREIBER, David. *Anti cancro: uma nova maneira de viver*. Alfragide: Caderno, 2010 (3ª ed).
KHAYAT, David. *O verdadeiro regime anticancro*. Alfragide: Livros D'Hoje, 2010.
ANDERSON, Greg. *Cancro: 50 coisas essenciais a fazer*. Atalaia: HFBooks, 2009.
FUHRMAN, Joel. *Super imunidade*. Alfragide: Lua de Papel, 2014.
____. *Acabar de vez com a diabetes*. Alfragide: Lua de Papel, 2016 (2ª ed).
DE'CARLI, Johnny. *Reiki universal*. Lisboa: Dinalivro, 2008 (2ª ed).
BRAGHINI, Carlos. *Ecologia celular*. São Paulo: Lmp, 2011.
LIPTON, Bruce. *A biologia da crença*. Lisboa: Sinais de Fogo, 2015.
COLDWELL, Leonard. *The only cancer patient cure*. Springfield: 21st Century Press, 2017.
COUSINS, Norman. *Cura-te pela cabeça*. São Paulo: Saraiva.
CASARJIAN, Robin. *O livro do perdão*. Rio de Janeiro: Rocco, 2000.
ZAGO, Romano. *Câncer tem cura*.Petrópolis: Vozes, 1997.
FERNANDEZ, Odile. *Guia completo anticancro*. Barcarena: Marcador, 2015.
ROMA, Magda. *A dieta anticancro*. Amadora: Vogais, 2014 (2ª ed).
PERLMUTTER, David; LOBERG, Kristin. *Cérebro de farinha*. Alfragide: Lua de Papel, 2018 (10ª ed).
BYRNE, Rhonda. *O poder*. Alfragide: Lua de Papel, 2010 (2ª ed).
MAYOL, dr. Renato. *Câncer: medicina e milagres*. São Paulo: Isis Editora, 2015.
BURCHARD, Brendon. *O poder da energia*. Ribeirão Preto: Editora Novo Conceito, 2013.
CHOPRA, Deepak. *Conexão saúde*. São Paulo: Best Seller, 1991.
PEIRCE, Penney. *Frequência vibracional*. São Paulo: Cultrix, 2011.

Fonte **Suisse Works, BC Falster Grotesk**
Papel **Alta Alvura 90 g/m²**
Impressão **Imprensa da Fé**